magique
BICARBONATE

ISBN : 978-2-8132-0314-4
www.editions-tredaniel.com
info@guytredaniel.fr

MARIE-FRANCE MULLER

magique
BICARBONATE

Guy Trédaniel Éditeur
19, rue Saint-Séverin - 75005 Paris

SOMMAIRE

BICARBONATE DE SODIUM : UN ALLIÉ DE CHOIX

Plus connu sous le nom de bicarbonate de soude, le bicarbonate de sodium est une substance pure et écologique qui existe à l'état naturel. Saviez-vous que l'on connaît des centaines d'usages du bicarbonate? Il est utile aussi bien dans le domaine de la santé – humaine et animale – qu'en tant qu'ingrédient culinaire, poudre à lever utilisée en pâtisserie, détergent, désodorisant, dentifrice, adoucisseur d'eau et d'autres encore que vous allez découvrir au fil des pages de ce guide – comme éteindre un feu ou équilibrer le pH de votre piscine ou de votre fosse septique de manière écologique et saine.

Depuis aussi longtemps qu'on s'en souvienne, cet ingrédient naturel a été employé pour fabriquer pains, brioches et toute pâte destinée à lever. Nos boulangers modernes continuent d'en faire usage pour nombre de préparations. En effet, le bicarbonate de sodium piège le gaz carbonique dans la pâte à pain, brioche, etc., ce qui la fait gonfler. Ses vertus alcalinisantes le rendent utile dans toutes sortes de situations : que ce soit pour combattre l'excès d'acidité gastrique, lutter contre la corrosion acide des canalisations ou neutraliser le venin des insectes. Biodégradable et sans toxicité, c'est en outre un excellent produit nettoyant qui trouve sa place partout dans la maison et remplace avantageusement les produits à récurer courants. Il entre d'ailleurs dans la fabrication de savons et détergents.

Ce produit précieux, malgré son faible coût, présente bien d'autres qualités. Il est employé pour le raffinage de l'aluminium et autres métaux, ainsi que dans la plupart des adoucisseurs d'eau. Voici plus de cent cinquante ans qu'il est commercialisé dans le monde entier, autant sous la forme de poudre à lever (laquelle contient du carbonate et du bicarbonate de sodium) que pour d'autres usages domestiques en raison de ses vertus détergentes et désodorisantes

Vous pouvez en faire un usage quotidien, aussi bien culinaire que ménager, tout en protégeant l'environnement, votre propre santé et celles de vos proches.

QU'EST-CE QUE LE BICARBONATE DE SODIUM ?

De formule $NaHCO_3$, on lui attribue diverses appellations : carbonate acide de sodium – carbonate acide monosodique – baking soda – sel de Vichy – bicarbonate de soude... Pour les Québécois, c'est le « soda à pâte », chez les Britanniques, « baking soda » et en Grèce simplement le « soda ».

Le bicarbonate de sodium se présente sous la forme d'une fine poudre cristalline blanche soluble dans l'eau qui produit du CO_2 lorsqu'on la chauffe ou qu'elle entre en contact avec des acides. Il se retrouve en solution dans diverses eaux minérales ou dans des gisements naturels. Il est aussi fabriqué artificiellement.

Sel disodique de l'acide carbonique, le bicarbonate est composé de 14,29 % de carbone, 1,20 % d'hydrogène, de 27,3 % de sodium et de 57,14 % d'oxygène.

Sous sa forme naturelle, on trouve le bicarbonate dans des gisements de natron (lacs salés vieux de quelque cinquante millions d'années) un peu partout dans le monde, ainsi le lac Magadi au Kenya ou le lac de Searles aux États-Unis. Il se présente alors sous forme de croûtes ou masses grenues blanches dans ces gîtes d'évaporation. En 1930, une véritable mine de bicarbonate de sodium naturel a été découverte dans le Wyoming sous forme de sesquicarbonate, encore appelé trona. Les États-Unis en sont devenus grâce à cette mine le principal producteur actuel. Issu du carbonate de sodium Na_2CO_3, le bicarbonate de sodium naturel affecte tout ce qui vit en contribuant à l'équilibre acido-basique et à celui du gaz carbonique.

Cette substance pure composée fut obtenue par deux boulangers new-yorkais – John Dwight et Austin Church – à partir d'une réaction carbo-ammoniaquée sur une solution de chlorure de sodium. Ce n'est guère qu'à partir de 1840 que son usage s'est vraiment répandu suite à la découverte de gisements importants. Sa fabrication industrielle avait déjà été développée par Nicolas Leblanc qui avait découvert en 1791 qu'on obtenait le bicarbonate en traitant du sulfate de soude avec du charbon et du calcaire. La technique de production industrielle fut ensuite améliorée grâce à un nouveau procédé de fabrication du carbonate de sodium mis au point par les frères Solvay en 1863. Ce procédé a également permis de fabriquer un bicarbonate de sodium d'une grande pureté.

La plupart des sels de sodium sont préparés par action des acides sur le carbonate. La solution aqueuse du carbonate, traitée par le gaz carbonique, laisse déposer l'hydrogénocarbonate ou bicarbonate, peu soluble et capable de s'associer au carbonate pour donner un sesquicarbonate $Na_2 CO_3$, encore appelé natron - ou trona sous sa forme naturelle. Moins hydrolysé que le carbonate neutre, il sert de « tampon», propriété largement exploitée de notre bicarbonate.

COMMENT ÇA MARCHE ?

Parmi les diverses propriétés que présente le bicarbonate, il en est qui nous intéressent particulièrement dans le cadre d'un usage familial. Voici les principales.

Neutralisation

Le bicarbonate neutralise toutes sortes de composés chimiques, ce qui le rend irremplaçable au quotidien une fois qu'on a pris l'habitude de s'en servir. C'est ce même bicarbonate qui vous soigne, entre dans la composition de vos préparations culinaires, prend soin de votre peau et de vos cheveux, nettoie tout dans la maison, vous facilite la vie à l'extérieur et vous débarrasse des mauvaises odeurs.

Substance « tampon »

Il fait aussi partie des substances dites « tampon », c'est-à-dire en mesure de stabiliser le pH (potentiel Hydrogène) des solutions aux environs de 8,1. Cette caractéristique fait du bicarbonate un produit efficace dans des situations aussi diverses que combattre l'acidité gastrique, lutter contre la corrosion acide dans les canalisations, neutraliser le venin de nombreux insectes (dont les moustiques !) ou éliminer la saleté souvent constituée d'acides gras.

Destructeur d'odeurs

Bien des odeurs déplaisantes sont générées par des substances acides ou fortement basiques. L'effet « tampon » du bicarbonate rééquilibre par une action chimique l'environnement dans lequel les odeurs se développent et agit directement sur les odeurs présentes dans l'air lorsqu'il s'agit de lieux fermés ou mal aérés, ou encore produites par des organismes vivants ou des déjections. Le bicarbonate ne masque pas les odeurs : il les prévient ou les neutralise selon les cas.

Pouvoir levant

Quant à son pouvoir levant utilisé en cuisine, il est lié à deux de ses caractéristiques à l'origine d'une libération de gaz carbonique (CO_2)) sous forme gazeuse :

- quand on le mélange à un autre produit à tendance acide (comme le jus de citron, le lait, le vinaigre),
- quand il est porté à des températures supérieures à 70 °.

Dans ces deux cas, le gaz qui se dégage se trouve piégé par le gluten (la protéine élastique de la farine de blé), ce qui augmente le volume de la pâte et rend les gâteaux et biscuits plus moelleux. Ensuite, ce gaz s'évacue naturellement. C'est en raison de cette propriété que le bicarbonate entre dans la composition des levures industrielles, ainsi que dans la fabrication de pain et pâtisseries industriels. Il permet aussi de réaliser de nombreuses préparations faites à la maison.

Solubilité dans l'eau

Les cristaux de bicarbonate se dissolvent dans l'eau avant de risquer d'endommager les surfaces avec lesquelles il entre en contact. C'est ce qui en fait un agent nettoyant efficace et un abrasif doux.

Fongistatique

L'une de ses propriétés particulièrement intéressantes est de participer à la lutte contre les champignons et autres moisissures, qu'il s'agisse de vos murs, de votre cuisine … ou de votre santé. Il se montre efficace sur les mycoses, par voie interne ou externe selon le cas.

Non inflammable

Cette propriété en fait un allié utile en cas de petit incendie domestique, de nature électrique ou provoqué par des projections grasses. ATTENTION : NE PAS UTILISER LORS D'INCENDIE PLUS IMPORTANT COMME UNE FRITEUSE EN FLAMMES.

Mentionnons encore sa faculté de raviver les couleurs des tapis et moquettes, et même de limiter la fatigue en cas d'activité physique intense.

MILLE BONNES RAISONS DE L'UTILISER

À notre époque, il existe tellement d'excellents produits ménagers. Pourquoi revenir au bicarbonate de nos grands-mères ? Il existe en fait toutes sortes de raisons d'en garder toujours sous la main. D'abord, c'est un produit naturel et écologique dont on n'a pas à redouter la moindre toxicité et qui ne va pas contribuer à la pollution environnante. On le retrouve partout dans la nature : dans la terre, dans les océans et même dans nos cellules. Vous pourriez très bien en avaler tout de suite une cuillerée à café sans que cela vous cause le moindre préjudice, excepté gustatif. Son caractère inoffensif en fait l'allié des mamans qui savent qu'en l'utilisant – au lieu des habituels détergents toxiques –, elles ne font courir aucun risque à leurs enfants… ni à leurs animaux.

Je n'ai pas oublié ce jour où, alors que j'étais étudiante, j'avais assisté impuissante à la mort douloureuse et rapide de ma petite hamster qui venait de manger sous mes yeux une graine de tournesol tombée par terre et devenue poison mortel après avoir nettoyé la chambre avec un de ces merveilleux produits si puissants recommandés par Monsieur Muscle ! Depuis, je suis très vigilante avec mes produits ménagers et je pense à toute la famille, animaux compris qui, eux, ont sans cesse les pattes par terre au contact de ces produits. Et quand il s'agit de chats, songez qu'ils se les lèchent souvent et absorbent au quotidien tous ces poisons violents. Ne nous étonnons donc pas, outre la nourriture totalement antinaturelle qu'on leur donne (ils n'ont pas le choix, eux !), de toutes leurs maladies si proches des nôtres, pour les mêmes raisons.

Nos petits font de même : ils jouent et se traînent par terre. S'il est bon qu'ils vivent dans une maison propre au sol soigneusement lavé, le mode de ce nettoyage peut aussi cacher des dangers encore pires que quelques malheureux microbes ! Quand on sait tout ce que l'on peut faire avec du simple bicarbonate, cet ingrédient courant, bon marché et efficace, on respire enfin un air plus pur – au physique comme au moral.

ATTENTION : NE PAS CONFONDRE LE BICARBONATE DE SODIUM AVEC LA SOUDE CAUSTIQUE OU HYDROXYDE - TRÈS DANGEREUSE – DE FORMULE CHIMIQUE NaOH

CRISTAUX DE SOUDE

Ce sont des cristaux de carbonate de sodium. Autrefois obtenus à partir de cendres de végétaux marins, ils sont aujourd'hui extraits du sel de mer et utilisés dans la fabrication du verre, de produits chimiques divers, de détergents (lessives, savons), etc. Plus corrosifs que le bicarbonate de sodium, les cristaux de soude peuvent être irritants et il est conseillé de se protéger les mains avec des gants de ménage. Ce produit est très utile pour dégraisser, aussi bien dans la maison que les vêtements. On s'en sert pour les sols, récurer, désinfecter, entretenir et déboucher la plomberie, nettoyer le marbre, dégraisser les fours. C'est pourquoi il est parfois utilisé en complément du bicarbonate dans les formulations de détergent.

L'objectif de ce livre est de vous donner les conseils vraiment pratiques qui vous permettront une mise en application immédiate et efficace dans toute votre maison, mais aussi dans le cadre de votre santé, de celle de vos enfants et même de vos animaux.

Vous y trouverez les principaux usages du bicarbonate dans le cadre familial, ceux dont vous pourrez bénéficier au quotidien, pour un prix modique et sans polluer le moins du monde votre environnement. Ce sont ces raisons qui m'ont poussée à réaliser ce projet pour lequel j'ai rassemblé l'expérience de plusieurs auteurs et utilisateurs, outre la mienne.

La première partie de ce livre est consacrée à la santé. Cet ingrédient inoffensif soulage nombre de petits – et grands – maux et vous rendra de grands services. J'y présente aussi pour information les résultats de recherches récentes et surprenantes, donc controversées, ce qui n'enlève rien à leur intérêt.

Quant aux chapitres suivants, ils concernent aussi bien votre maison que votre beauté et vos animaux ! Vous y trouverez même des jeux qui séduiront vos enfants. Évidemment, il arrivera que le même conseil se retrouve en diverses parties de ce livre (bien que j'aie tenté d'éviter ces répétitions). Mais j'ai privilégié la commodité d'accès aux diverses rubriques, pensant qu'il vous serait plus pratique de trouver regroupés les conseils adaptés à chaque situation (cuisine, salle de bains, chambre d'enfant, etc.). Vous disposez pour cela d'un sommaire détaillé et d'un index très complet. Aussi, conservez ce livre à portée de main et n'hésitez pas à vérifier dans l'index s'il ne s'y trouve pas le conseil destiné à résoudre les petits problèmes du quotidien : il y a de fortes chances que ce soit le cas.

Le bicarbonate **Santé**

CHAPITRE 1

LE BICARBONATE SANTÉ

UN ÉLÉMENT MAJEUR AUX VERTUS MULTIPLES

Le bicarbonate est l'un des éléments majeurs présents dans notre organisme. Il joue un rôle fondamental dans son bon fonctionnement. Indispensable à la digestion, il est sécrété par notre estomac. Tout le monde le sait, il suffit d'en avaler un peu dissous dans de l'eau minérale pour soulager aussitôt l'hyperacidité gastrique. Moins connu : le même mélange permet aussi de compenser l'excès d'acide lactique généré par l'exercice. Le bicarbonate joue même un rôle dans la prévention des caries dentaires. Présent dans l'ensemble des fluides corporels et dans tous les organes, il tient un rôle majeur dans le maintien de l'équilibre acido-basique. Substance « tampon », il est bénéfique à notre santé, que ce soit pour combattre l'excès d'acidité gastrique ou neutraliser le venin des insectes. On lui connaît à présent bien d'autres vertus et depuis quelques années, de nombreux chercheurs de par le monde explorent des pistes jusqu'ici insoupçonnées dans le domaine de la santé, élargissant de beaucoup son champ d'application.

Le premier de nos organes à recevoir ce que nous absorbons - aliments et boissons -, c'est l'estomac. La muqueuse qui tapisse l'estomac humain possède plus de trente millions de petites glandes qui sécrètent le suc gastrique, lequel contient non seulement des acides, mais aussi du bicarbonate. Ce flux de bicarbonate dans l'estomac peut, sur une base horaire, aller de 400 µmol (24,4 mg/h) à 1,200 µmol (73,2 mg/h), ce dernier chiffre représentant un maximum. Ce qui signifie que chaque jour qui passe, près d'un demi-gramme de bicarbonate est sécrété par notre estomac. Cette sécrétion représente 2 à 10 % du taux maximal des sécrétions acides. Au sein de l'estomac, ce bicarbonate, avec le mucus, constitue la première ligne de défense et de protection, mais aussi de réparation. Le processus de neutralisation de l'acide par le bicarbonate libère de l'oxyde de carbone. Selon une étude récente, il a été démontré qu'une dose de 6,17 g de bicarbonate de sodium permet à l'estomac d'accéder rapidement à la phase liquide dans le processus digestif. Il s'agit là vraiment d'un élément clé de notre digestion.

PRINCIPALES INDICATIONS

Le bicarbonate de sodium aux vertus polyvalentes mérite largement l'intérêt que de plus en plus de chercheurs lui portent de par le monde. Ramener le terrain vers l'équilibre en combattant l'acidose dont certains pensent qu'elle est la seule et unique cause fondamentale à toutes les maladies, et permettre au système immunitaire de fonctionner pleinement, telles sont ses fonctions de base donc découlent peu ou prou toutes ses indications. C'est ainsi que Robert Young, docteur es sciences et PhD, considère qu'il n'existe en réalité qu'une seule maladie causée par l'acidification du sang et des tissus – le tout lié à nos déplorables habitudes alimentaires, à notre mode de vie antinaturel et à notre mode de penser erroné. Pour lui, santé et acidité sont antinomiques : la voie vers la santé, c'est l'alcalinité.

Équilibre acido-basique

Le pH (potentiel Hydrogène) est un paramètre qui exprime le degré d'acidité d'une solution. Un pH neutre est de 7. Le pH du sang est normalement de 7,4 et celle du muscle est de 7,0. Le pH urinaire devrait se situer entre 7,35 et 7,45. Hors cette zone idéale, notre organisme ne fonctionne plus de manière optimale et se dégrade, jusqu'à 6,8 en terrain hyperacide et 8 en alcalose extrême. Au-delà de ces limites, on assiste à une dégradation du métabolisme pouvant aller jusqu'à la mort. Tout tient donc dans un juste équilibre favorable au maintien d'une bonne santé. Il revient aux minéraux, de même qu'au bon vieux bicarbonate sécrété par l'estomac, de nous assurer un métabolisme régulier et le maintien d'un pH sanguin équilibré grâce à leurs vertus alcalinisantes qui jouent un rôle "tampon" sur les acides.

De nombreux travaux ont montré que l'acidose est à l'origine du vieillissement, de la perte musculaire liée à l'âge, des problèmes cardiovasculaires, du cancer, de l'ostéoporose, de l'hypertension et de nombre de maladies dégénératives. Certes, l'organisme tente sans cesse de maintenir un équilibre acido-basique correct (pH). Si la carence en minéraux essentiels (tels que le calcium) pousse les fluides corporels vers l'acidification, les cellules de notre corps tendent pour leur part à une légère alcalinisation. Ces cellules sont des anabolites; elles sécrètent des déchets métaboliques acides appelés catabolites. L'anabolisme est l'activité grâce à laquelle le corps est élaboré : c'est la transformation des matériaux nutritifs en tissus vivants. Le catabolisme est le processus qui consiste en la décomposition des nutriments nécessaires à la création d'énergie et au maintien de la vie : c'est donc la transformation en énergie des matériaux assimilés par les tissus. Mais ce processus physiologique libère des acides, susceptibles de créer des surcharges, en particulier lorsque l'on consomme trop d'aliments acidifiants.

Lorsque l'organisme est en état d'acidification, les hématies – globules rouges du sang – n'assurent plus le transport de l'oxygène vers les cellules que de 5 % à 10 % de leur capacité. Cette production constante d'acide générée par nos fonctions métaboliques doit être neutralisée rapidement par des minéraux alcalins sous peine de voir nos os et nos dents en faire les frais et notre immunité naturelle s'effondrer. Quand cela ne peut se faire, ou insuffisamment, en raison de carences minérales, on voit apparaître décalcification, ostéoporose, problèmes de peau, de cheveux, fragilité dentaire, sciatiques, états dépressifs, spasmophilie, crampes musculaires, fatigue chronique, troubles digestifs de toutes sortes, ulcérations, microlésions intestinales, brûlures rectales, gingivites, allergies diverses, conjonctivite, maux de tête récurrents, règles douloureuses, vieillissement cellulaire... et j'en passe !

Le pH est d'une importance vitale pour l'organisme, car, en contrôlant la vitesse de l'activité enzymatique et celle de l'électricité qui anime notre corps et lui donne vie, il contrôle aussi la vitesse des réactions biochimiques[1]. Dans une solution ou une substance, plus le pH tend vers l'alcalinité, plus grande est la résistance au sein de cette

[1] Voir aussi à ce sujet *Une santé de fer*, du même auteur, aux Éditions Jouvence.

substance. Il en découle que l'électricité circule plus lentement dans le cas d'un pH élevé : elle est lente et fraîche. À l'inverse, dans le cas d'un pH acide, cette circulation est rapide et produit de la chaleur – ce qui en fait un terrain favorable à l'infection, à l'inflammation…

Bien des facteurs favorisent l'acidification de nos terrains, si préjudiciable à la santé. En premier lieu, une alimentation trop riche en protéines animales, en produits sucrés et industrialisés, etc. Pour exemple, les boissons au cola tant vantées et données même à nos tout petits en raison de prétendues vertus ont un pH de 2,4 !

Le degré d'acidose augmente avec l'âge. L'exercice physique, bien que bénéfique, contribue aussi à cette acidification si l'on ne prend pas soin de la compenser par une alimentation saine et naturelle, ainsi que par la prise de produits basiques comme le bicarbonate et des minéraux qui vont alors jouer leur rôle tampon. En fait, c'est le phénomène d'accumulation non jugulée qui finit par créer des problèmes, à plus ou moins long terme.

À notre époque, nous souffrons plus d'acidose que d'alcalose, ce qui accroit l'intérêt pour le bicarbonate qui permet de contribuer à la correction d'un terrain acidifié, à la base de si nombreuses pathologies. Cependant et par mesure de précaution, il est conseillé de commencer par mesurer votre pH urinaire. Pour cela, il vous suffit de vous procurer les bandelettes spécialement conçues à cet effet dans un magasin bio ou en pharmacie, et de pratiquer le test comme il est indiqué sur la boîte : on y applique quelques gouttes d'urine, de préférence la seconde urine du matin pour plus de fiabilité. La bandelette change de couleur, indiquant ainsi la valeur du pH. Il convient d'effectuer ce test à plusieurs reprises pour s'assurer de la valeur moyenne de notre pH – lequel peut varier en fonction de notre alimentation, mais aussi de notre état de stress ou de fatigue.

Notons aussi que notre organisme est pourvu d'un mécanisme adaptatif remarquable destiné à maintenir l'équilibre acido-basique : dans le cas d'un terrain alcalin, la sécrétion du bicarbonate par l'estomac est faible, alors qu'elle augmente en cas d'acidification. Lorsqu'on est en bonne santé, ce mécanisme adaptatif suffit à maintenir un pH parfait situé entre 7,35 et 7,45.

Un système immunitaire performant

Il est d'une importance vitale que les fluides corporels conservent un pH légèrement alcalin afin de protéger le système immunitaire. Le thymus joue un rôle capital dans l'immunité: c'est de lui que viennent les cellules T (ou lymphocytes T) chargées de nous protéger contre les maladies. Le thymus occupe à lui seul près de 50 % de la cage thoracique dans l'enfance. Il commence à perdre du volume vers l'âge de vingt ans. À soixante ans, il ne représente plus guère que 5 % de sa taille d'origine. Lorsque le pourcentage de lymphocytes T se met à chuter, il en va de même de notre immunité. Le corps commence à présenter une susceptibilité aux virus à l'origine de maladies opportunistes et autres éléments pathogènes qui peuvent devenir mortels en raison de l'affaiblissement de l'organisme. Ainsi, la séropositivité au VIH ne se transforme-t-elle en SIDA qu'au moment de la chute des lymphocytes T.

Les virus et bactéries, et donc les maladies comme le rhume, la grippe, jusqu'au cancer et aux maladies cardiovasculaires, prospèrent en milieu acide, mais ne peuvent survivre dans un milieu alcalin.

Le thymus augmente de volume en milieu alcalin et diminue de volume en milieu acide.

On comprend bien les implications importantes de cette constatation. Certes, il est excellent de consommer en quantité des aliments alcalinisants, mais cela ne suffira pas toujours à nous protéger des effets pervers de l'acidose. Les minéraux, ainsi que le bicarbonate de sodium, jouent un rôle de choix sur l'équilibre acido-basique, alors que notre régime alimentaire en est singulièrement dépourvu.

"Ainsi, le fait que nombre de maladies puissent être guéries par la simple prise de minéraux suffit à démontrer que la carence minérale est une réalité à prendre en compte dans un monde pourtant conscient de l'importance de la nutrition, en dépit de la progression fulgurante de toutes sortes de maladies que l'on ne parvient plus à endiguer. Le seul régime alimentaire vraiment bon pour la santé est en réalité celui qui implique la prise de "compléments alimentaires".[2]

Or les minéraux sont alcalinisants, de même – et bien moins - que le bicarbonate de sodium ! Nous retrouvons l'importance clé d'un bon équilibre acido-basique.

[2] Dr. Robert R. Barefoot et Carl J. Reich, M.D., auteurs du livre : *The Calcium Factor.*

Sous quelle forme se le procurer ?

En poudre

Le bicarbonate de sodium (ou de soude, c'est la même chose) est disponible en pharmacie, ainsi que sur les rayons des supermarchés[3] (où il faut parfois bien le chercher, surtout avec sa boîte ronde semblable à celle du sel de table !). Aux E.U., on le trouve aisément et en grande quantité, mais cela ne semble pas encore être entré dans les mœurs européennes.

Un petit truc si vous n'aimez pas le goût du bicarbonate : Procurez-vous en pharmacie des gélules vides (de préférence en gélatine végétale) – ou encore videz de leur contenu des gélules de vitamines bon marché – et remplissez-les avec du bicarbonate. Selon la taille des gélules, voyez si elles peuvent contenir la valeur d'un quart ou d'une demi-cuillerée à café de poudre afin de respecter les dosages. Avalez ces gélules avec un demi-verre d'eau.

Sous forme injectable

Cet usage est bien entendu réservé à la prescription médicale et au milieu hospitalier.

Les eaux minérales bicarbonatées

Il est une autre source naturelle à ne pas négliger : les eaux minérales. Leur teneur en bicarbonates (j'emploie à dessein ce pluriel) varie de quelques dizaines de mg par litre pour les eaux plates à des centaines, voire des milliers

[3] En France, la société Esco conditionne et commercialise sous sa marque Cérébos, le Bicarbonate Solvay® fabriqué à Dombasle. Disponible en grandes surfaces.
En Belgique, le Bicarbonate Solvay® est vendu sous la marque Bicar® Net, disponible en grandes surfaces.

de mg par litre pour les eaux gazeuses. « L'intérêt nouveau du monde médical pour le bicarbonate des eaux minérales tient à son action physiologique et à ses propriétés anti-acides, mais aussi au fait établi que l'alimentation moderne a tendance à nous faire tous vivre sous une acidose discrète, mais réelle qui explique peut-être de nombreuses pathologies »[4] [5] - acidose qui tend à augmenter avec l'âge[6]. Cela fait chaud au cœur de voir enfin reconnus les bienfaits de ces eaux, même si le monde médical se montre encore assez timide à reconnaître ce véritable problème de santé qu'est l'acidose dans notre monde moderne.

Voici la teneur comparée en bicarbonates de quelques eaux minérales réputées pour leur richesse :

Saint-Yorre :	4368 mg par litre
Vichy Célestins :	2989 mg par litre
San Narciso :	2165,5 mg par litre
Quézac :	1685,4 mg par litre
Campilho :	1479 mg par litre
Badoit :	1300 mg par litre
Vittel :	402 mg par litre
Perrier :	390 mg par litre
San Pellegrino :	219,6 mg par litre

Pour les sportifs

De nombreuses études ont montré l'intérêt du bicarbonate de sodium dans la lutte contre l'acidité musculaire, ce qui permet d'améliorer dans le même temps la per-

4 "Le renouveau d'intérêt médical pour le bicarbonate de sodium des eaux minérales naturelles" : communiqué de presse St-Yorre-Medec.

5 "Normal adult humans eating Western diets have chronic, low grademetabolic acidosis…" Frasseto L, Todd KM, Morris RC Jr, Sebastian A (1998).

6 "Previously we demonstrated that low grade chronic metabolic acidosis exists normally in human eating ordinary diets and that the degree of acidosis increases with age", Frasseto L., Morris RC Jr Sebastian A (1997).

formance et de réduire la fatigabilité. Une étude clinique a été effectuée par le Pr Rieu (CHU Cochin) sur une eau bicarbonatée (St-Yorre). Cette étude[7] met en évidence la triple action d'une telle eau minérale : diminution de l'acidité de l'organisme, amélioration de l'hydratation, diminution de la fatigue musculaire. Des essais cliniques ont montré que seules les eaux présentant une teneur supérieure à 600 mg par litre favorisent le bon équilibre acido-basique. Les personnes ayant une activité physique intense devraient donc boire de ces eaux en grande quantité afin de limiter la fatigue et les inconvénients sur leur santé dus à l'acidose qui en résulte.

Dans la nature, seules existent des formules complexes, plus aisément utilisées par les organismes vivants (végétal, animal, humain). C'est pourquoi il est bien souvent plus efficace de se soigner avec des éléments pris dans la nature plutôt qu'avec des molécules chimiques trop purifiées et toujours affublées d'effets secondaires pervers. Ces eaux contiennent non pas DU, mais DES bicarbonates – ce qui augmente encore leur polyvalence. De même qu'il est plus efficace pour se reminéraliser en cas de carence de prendre des formules de type « multiminéraux » (chélatés pour une meilleure absorption, ou sous forme d'un complexe colloïdal comme le Plasma de Quinton[8]), une formulation complexe naturelle de bicarbonates présente un intérêt certain.

Pour exemple, voici les formulations détaillées de quelques eaux minérales parmi les plus riches en bicarbonates :

Saint-Yorre

La plus riche en minéraux des eaux de consomma-

[7] Effet d'une boisson bicarbonatée sodée sur les adaptations physiologiques à l'effort. "Sciences et Sport", 2000.

[8] Voir *Une santé de fer*, du même auteur, aux Éditions Jouvence.

tion courante, elle tire sa force minérale des grandes profondeurs de la terre d'Auvergne. Issue des sources du bassin de Vichy, sa richesse en minéraux et oligoéléments lui confère des propriétés reconnues par l'Académie de Médecine et le ministère de la Santé : action positive sur la digestion et l'équilibre acido-basique, l'exercice et la fatigue musculaire en luttant contre l'acidité musculaire et en augmentant les facultés de récupération[9], mais aussi la réhydratation des cellules et des muscles.

Composition moyenne en mg/l : Minéraux : 4774 dont Bicarbonate de sodium : 4368 - Chlorure de sodium : 53

Vichy Célestins

Eau minérale naturelle gazeuse d'une exceptionnelle richesse en minéraux et bicarbonates. Une étude réalisée par un laboratoire spécialisé en cosmétologie effectuée en 2002 a montré que la consommation courante de Vichy Célestins augmentait de 7 % l'hydratation naturelle de l'épiderme. Cette eau exerce une action bienfaisante sur la digestion.

Composition moyenne en mg/l : Bicarbonates : 2989 - Calcium : 103 - Sodium : 1172 - Magnésium : 10 - Potassium : 66 - Sulfates : 138 - Chlorures : 235 - Fluorures : 5

Quézac

Eau minérale naturelle gazeuse surtout riche en bicarbonates qui jaillit en Lozère à l'entrée des gorges du Tarn. Elle peut être bue avec profit par toute la famille, les sportifs, travailleurs de force et les personnes souffrant d'acidose.

Composition moyenne en mg/l : Bicarbonates total : 1685 - Bicarbonates de sodium : 0,488 - Bicarbonates de

[9] D'après une étude médicale effectuée sur des sportifs de haut niveau à l'hôpital Cochin à Paris.

potasse : 0,090 - Bicarbonates de protoxyde de fer : 0,020 - Bicarbonates de chaux : 0,893 - Bicarbonates de magnésie : 0,541 - Chlorure de sodium : 0,061 - Sulfate de soude : 0,201 - Silice : 0,008 - Extrait sec à 180 °C : 1,700

Déjà connue par les Celtes et les Gallo-Romains qui l'utilisaient pour leurs thermes, cette « eau qui ne trouble pas le vin », outre son goût agréable, exercerait une action bienfaisante sur toutes sortes de maux. « Souveraine pour la guérison des gastralgies, des dyspepsies, du pyrosis, de la boulimie et toutes les affections chroniques du tube digestif, elle est efficace contre les engorgements du foie, de la rate (surtout suite à une fièvre intermittente de type paludisme), contre les calculs biliaires, les troubles utérins (engorgements, leucorrhées...), les troubles de la vessie (calculs, cystite...), l'anémie, la chlorose et tous les troubles liés à l'acidose.

Badoit

Eau pétillante de table aux vertus digestives.

Composition moyenne en mg/l : Bicarbonate de sodium : 1300 - Calcium : 190 - Sodium : 165 - Magnésium : 85 - Potassium : 10 - Chlorure : 44 - Sulfates : 38 - Fluorures : 1,2 - Silice : 35

Et l'hypertension dans tout ça ?

Cette richesse en bicarbonate de sodium fait hésiter les personnes souffrant d'hypertension que le seul terme « sodium » fait frémir, en raison de sa proximité avec « chlorure de sodium », notre bon vieux sel. Pourtant, une étude bibliographique effectuée par JJ. Helwig (U727-

INSERM[10]) démontre que, contrairement aux effets provoqués par les régimes riches en sel (chlorure de sodium), « les régimes riches en bicarbonate de sodium ne sont jamais capables d'induire ni d'aggraver une hypertension artérielle » et que « chez l'hypertendu essentiel, la prise de bicarbonate pourrait même être bénéfique ». Ailleurs qu'en France, ce conditionnel est d'ailleurs remplacé par le mode affirmatif : il est des plus curieux que dans notre pays, la méfiance soit toujours orientée à l'encontre des traitements et produits naturels, alors que l'on ignore trop souvent les méfaits des médicaments chimiques qui présentent pourtant tous des effets secondaires néfastes. Pour en revenir aux eaux bicarbonatées, elles sont pour la plupart pauvres en chlorure de sodium et très riches en bicarbonates, ce qui les fait indiquer aussi dans le cas d'hypertension.

L'ami de notre estomac

L'action la mieux connue du bicarbonate de sodium est de favoriser la digestion. Les eaux minérales bicarbonatées ont un effet anti-acide, démontré par une étude menée par Jacques Vatier (CHU Bichat-INSERM[11]). De cette étude il ressort qu'il est excellent de consommer ces eaux aussi bien avant, pendant et après les repas afin de favoriser la digestion et prévenir les éventuels troubles digestifs.

Pourtant, il me semble potentiellement dommageable de quotidiennement intervenir dans la régulation normale opérée par notre estomac – du moins tant que son fonctionnement semble satisfaisant. Il semblerait plus logique de consommer ces eaux – de même que le bicarbonate sous forme de poudre, avant et en dehors des repas.

[10] "A l'instar du chlorure de sodium, le bicarbonate de sodium doit-il être considéré comme pouvant induire ou aggraver l'hypertension artérielle ?" (11-3-2005)

[11] Evaluation in vitro de l'activité antiacide des eaux de St-Yorre et Vichy Célestins dans le modèle de l'estomac artificiel. Annales de gastro-entérologie, novembre 1998.

MODE D'EMPLOI ET POSOLOGIE

Usage interne

Le bicarbonate peut être administré par voie buccale, mais aussi intraveineuse et sous-cutanée. Nous n'aborderons ici que la voie orale et l'usage externe, les autres relevant de la prescription médicale.

Pris par voie orale, le bicarbonate corrige l'acidose si préjudiciable à la santé. Son action est rapide. Sa concentration s'en trouve augmentée dans l'ensemble des fluides corporels. À ce titre, cette prise devient d'ailleurs une aide précieuse pour les sportifs et toute personne ayant une bonne activité physique : le bicarbonate permet de compenser l'excès d'acide lactique produit par l'effort.

Des essais cliniques ont montré que la dose optimale est de 0,3 g par kg de poids corporel – donc une quinzaine de grammes pour une personne de 70 kg. Pris dans de l'eau, il joue un rôle évident sur l'excès d'acidité gastrique.

Pour combattre l'acidose et rééquilibrer votre pH, prenez une demie à une cuillerée à café de bicarbonate dans un demi-verre d'eau le matin à jeun et au coucher. Dans des cas aigus (douleurs inflammatoires, infections, mycoses aigües, etc.), on peut boire de cette solution toutes les quatre heures – ceci pendant quelques jours seulement. Il convient ensuite de revenir au dosage normal : une fois par jour, ou sous forme d'eau minérale.

Le bicarbonate présente de nombreux avantages pour la santé, à condition de savoir le prendre à bon escient et de ne pas en abuser.

Pensez à l'utiliser comme traitement de l'eau : le bicarbonate est excellent par exemple pour enrichir l'eau distillée ou l'eau osmosée.

Usage externe

Très efficace pris de cette façon, vous pourrez en faire des bains de bouche, un dentifrice, l'ajouter à votre bain, l'utiliser en compresse, lotion douche vaginale, etc. La concentration peut être plus élevée, en général 1-2 cuillerées à soupe ou plus dans de l'eau selon l'usage que l'on veut en faire. Vous trouverez des indications plus précises dans le lexique ci-dessous, non exhaustif, mais destiné à vous donner des idées et modes d'application.

Précautions d'emploi

Par voie interne, il est préférable d'absorber la solution de bicarbonate avant jou en dehors des repas – sauf en cas d'hyperacidité gastrique. En effet, l'estomac sécrète normalement de l'acide et du bicarbonate dans le processus de digestion afin de dégrader les aliments. Sauf exception et dans le cas de troubles digestifs, prenez-en une demi-cuillerée à café dans un verre d'eau deux heures après les repas, au moment où le pH gastrique est au plus bas (donc le plus acide !).

Vous avez oublié une prise ? Sautez-la tout simplement. Surtout, ne cherchez pas à « rattraper » ce manque en doublant la prise suivante !

Bicarbonate et médicaments

Le bicarbonate peut inhiber l'absorption de certains médicaments et compléments alimentaires. Si vous en prenez, pensez à boire votre solution de bicarbonate au moins deux heures avant ou après la prise. Ainsi, le bicarbonate inhibe-t-il l'absorption de l'acide folique dont tellement de femmes ont besoin. Si vous en prenez, pensez donc à avaler votre gélule au cours des repas afin de compenser une éventuelle carence liée à la prise d'anti-acides.

Attention aux associations

Une étude a été effectuée sur des personnes en bonne santé. On leur a administré une solution de bicarbonate associée à 10 grammes de fer. Il en est résulté un taux de fer inférieur à celui des personnes à qui le fer avait été donné seul. Il en est de même de divers autres produits. N'oubliez pas cependant qu'interaction ne signifie pas contre-indication : il suffit la plupart du temps d'éviter de prendre vos médicaments et compléments alimentaires avec votre eau bicarbonatée afin de profiter pleinement de l'ensemble de leurs avantages.

Personnellement, je conseille de boire un verre d'eau bicarbonatée au lever, le matin à jeun, et d'attendre un quart d'heure avant de prendre le petit déjeuner. Ou encore au coucher, au moins deux heures après le repas du soir. Comme la plupart des compléments alimentaires doivent être pris aux repas – justement pour compléter ce que l'alimentation moderne ne fournit plus en suffisance –, il est aisé d'éviter cette association malencontreuse bien que sans danger. En cas de doute, votre médecin et votre pharmacien sauront vous conseiller sur la manière de procéder en évitant de possibles interactions.

En cas de cure prolongée, n'oubliez pas de contrôler régulièrement votre pH urinaire à l'aide de ces bandelettes spéciales que vous vous procurez en pharmacie – en moyenne deux fois par semaine. Cette précaution permet de déterminer le dosage optimal et de l'adapter aux résultats obtenus. Souvenez-vous que l'objectif est de vous rapprocher autant que possible du pH optimal situé entre 7,35 et 7,45… et de vous y maintenir ! L'alcalose est presque aussi préjudiciable à votre santé que ne l'est l'acidose ! Comme souvent, c'est la dose qui fait le poison…

Bien que ce produit soit considéré comme inoffensif par l'ensemble des chercheurs, il est logique de déconseiller la prise de bicarbonate par voie interne aux personnes souffrant d'insuffisance digestive (manque d'acidité dans l'estomac) et, bien sûr, si votre terrain est trop alcalin (ce qui devient très rare de nos jours).

Entreposage : Conservez votre bicarbonate à température ambiante en le préservant de l'humidité. Et placez-le hors de portée des enfants.

Éventuelles (et rares !) contre-indications

Il est fort peu de contre-indications à ce produit, en tout cas aux doses habituellement conseillées.

Selon une communication du Dr François Raoux[12], il est une seule véritable contre-indication au bicarbonate de sodium : les personnes atteintes de ces maladies orphelines que sont le syndrome de Bartter ou celui de Gitelman.

ATTENTION

- LE BICARBONATE EST DÉCONSEILLÉ AUX PERSONNES SOUFFRANT D'INSUFFISANCE DIGESTIVE.

- LE BICARBONATE DOIT ÊTRE ÉVITÉ SI VOTRE TERRAIN EST ALCALIN : VÉRIFIEZ D'ABORD VOTRE pH URINAIRE.

[12] Cellule Scientifique Neptune, MEDEC 2006 ; "Le renouveau d'intérêt pour le bicarbonate de sodium des eaux minérales naturelles".

UN REMÈDE POLYVALENT IRREMPLAÇABLE

Dans bien des cas de troubles mineurs, le bicarbonate est irremplaçable. Ce produit polyvalent mérite sa place dans votre pharmacie naturelle aux côtés du chlorure de magnésium, de l'argile, du vinaigre de cidre bio, des huiles essentielles. Encore faut-il savoir comment l'employer... et surtout prendre l'habitude d'y recourir dès que le besoin s'en fait sentir : votre corps vous en sera reconnaissant !

Sachez que virus, bactéries, rhumes, grippes et même cancer et cardiopathies prospèrent sur un terrain acidifié, alors qu'il leur est impossible de survivre en milieu alcalin ! On pouvait lire dans le *Journal of the American Society of Nephrology* de 2009 le rapport d'une étude ayant porté sur 134 patients souffrant tous de graves troubles rénaux. La prise quotidienne de bicarbonate par voie interne avait spectaculairement ralenti la progression de leurs troubles au point de leur éviter le recours à la dialyse !

La liste ci-dessous n'est bien sûr pas exhaustive et ne vise qu'à donner quelques conseils d'utilisation du bicarbonate en pratique courante. Usage interne et externe ! N'oubliez pas de consommer dans le même temps fruits et légumes frais qui potentialiseront votre cure en favorisant un terrain alcalin.

Acidose, équilibre acido-basique

De tout temps, le bicarbonate fut connu et utilisé pour ses propriétés anti-acides. Autrefois, on utilisait le bicarbonate pour neutraliser l'acidité des fruits. Une eau minérale riche en bicarbonate (au moins 600 mg par litre) peut aider au maintien d'un bon équilibre acido-basique. Une évaluation *in vitro* de 1998 a prouvé les propriétés anti-acides de ces eaux. Une autre étude a été effectuée avec l'eau de Quézac ; elle a montré que la consommation quotidienne par un sujet sain d'un litre et demi de cette eau suffisait à faire remonter le pH urinaire de manière significative, ceci en raison de sa teneur en bicarbonates (1685 mg/l). On peut aussi se contenter de prendre une demi-cuillerée à café de bicarbonate diluée dans un verre d'eau à jeun au lever, ou en deux fois : la moitié au lever, l'autre au coucher.

NOTE : LE BICARBONATE, PAR SON ACTION DOUCE, PEUT SOUVENT ÊTRE UTILISÉ ALORS MÊME QUE LA PRISE D'ANTIACIDES CLASSIQUES EST DÉCONSEILLÉE ; DANS CE CAS, ON SE CONTENTE D'UNE PETITE PINCÉE DANS UN VERRE D'EAU. EN CAS DE DOUTE, DEMANDEZ L'AVIS DE VOTRE MÉDECIN.

Acné, eczéma

Appliquez sur le visage ou les lésions une pâte de bicarbonate et d'eau, laissez sécher une quinzaine de minutes. Puis rincez et lotionnez avec une solution de chlorure de magnésium. Ce léger gommage n'est pas irritant.

Aigreurs d'estomac

C'est l'utilisation la plus populaire du bicarbonate. En cas d'aigreurs ou de brûlures d'estomac, prenez une demi-cuillerée à café de bicarbonate de sodium dans un verre d'eau, de préférence deux heures après le repas quand le pH gastrique est au plus bas. Vous en éprouverez un rapide soulagement. Si besoin, renouvelez la prise au bout de deux ou trois heures, sans jamais dépasser quatre prises par jour.

Vous pouvez aussi cumuler les bienfaits du vinaigre de cidre à ceux du bicarbonate en préparant cette boisson effervescente : dans un verre d'eau, ajoutez une cuillerée à soupe de vinaigre de cidre bio, une cuillerée à café de miel et une demi-cuillerée à café de bicarbonate. Buvez aussitôt pendant que la boisson pétille encore.

NOTE : LE VINAIGRE (DE HAUTE QUALITÉ ET BIO) A UNE SAVEUR ACIDE, MAIS N'EST PAS POUR AUTANT ACIDIFIANT !

Votre estomac supporte mal l'aspirine ? Prenez votre comprimé avec un verre d'eau additionnée d'une demi-cuillerée à café de bicarbonate.

MON CONSEIL SANTÉ

DE MON POINT DE VUE, MÊME SI CE REMÈDE FONCTIONNE BIEN, JE N'ENCOURAGE PAS À PRENDRE DU BICARBONATE DE MANIÈRE HABITUELLE DANS LE CAS DE GASTRITE ET D'HYPERACIDITÉ GASTRIQUE. UNE GASTRITE EST DUE À DES CAUSES DIVERSES QU'IL CONVIENT DE TRAITER, ET NON DE SIMPLEMENT SOULAGER. UNE RÉFORME ALIMENTAIRE S'IMPOSE, ASSOCIÉE À UN TRAITEMENT (NATUREL DE PRÉFÉRENCE) DESTINÉ À REMETTRE DE L'ORDRE DANS LE TUBE DIGESTIF, MAIS AUSSI DANS LE SYSTÈME NERVEUX. AINSI LE JUS DE POMMES DE TERRE CRUES (BIO, ÉVIDEMMENT, OU ACHETÉ EN BOUTEILLE EN MAGASIN BIO) EST-IL UN REMÈDE TRÈS EFFICACE ET SANS CONTRE-INDICATION CONNUE DE LA GASTRITE ET DES ULCÈRES : PRENDRE UN VERRE AVANT CHAQUE REPAS, ÉVENTUELLEMENT ASSOCIÉ À UNE AMPOULE DE JUS DE CHOU. PENSEZ AUSSI À L'ARGILE BLANCHE[13] QUI VA SERVIR DE PANSEMENT GASTRIQUE NATUREL TOUT EN TRAITANT LE PROBLÈME : UNE

[13] Lire aussi à ce sujet *L'argile facile*, du même auteur, Pratique Jouvence.

cuillerée à café d'argile blanche dans un verre d'eau avant les repas. Jus de pommes de terre et argile peuvent d'ailleurs se conjuguer pour une meilleure efficacité ; dans ce cas, il est conseillé de prendre l'argile en premier, puis le jus quelques minutes après. Et pour corriger un terrain acidifié, buvez une eau de source bicarbonatée naturelle le matin à jeun et en dehors des repas !

Allergies

Le simple rééquilibrage acido-basique suffit souvent à soulager les allergies de tous ordres. Toutes les formes de bicarbonate sont utiles : bicarbonate de sodium, de potassium, carbonate de magnésium..., tels qu'on les trouve dans les eaux bicarbonatées mentionnées précédemment. Il convient aussi de combler les carences si fréquentes en minéraux assimilables (chélatés) et vitamines de source naturelle.

Usage externe : En cas d'allergies cutanées, que vous soyez allergique à certains aliments, produits chimiques ou médicaments, le bicarbonate va vous soulager. Ajoutez à l'eau de votre bain chaud deux tasses de bicarbonate, et appliquez-en aux endroits affectés.

MON CONSEIL SANTÉ

Et comme dans tous les cas d'allergie, quelle qu'en soit la cause, ne négligez pas les œufs de caille en poudre ou en gélules[14] (vente en magasin bio) qui constituent aussi bien une aide d'urgence qu'un traitement de fond du terrain. Pendant la période aiguë de la crise : 1 c. à café de poudre ou 4 gélules quatre fois par jour (demi-dose pour les enfants) ; dès le soulagement obtenu, diminuez à

[14] Œufs de Caille, Laboratoire LBA Saint Ambroise.

DEUX PRISES PAR JOUR, PUIS UNE PRISE PAR JOUR PENDANT PLUSIEURS MOIS EN TRAITEMENT DE FOND. SUPPRIMEZ LES LAITAGES ET MANGEZ BIO ET SAIN DANS LA MESURE DU POSSIBLE.

Aphtes

Confectionnez une pâte de bicarbonate et d'eau. Appliquez. Même si c'est un peu douloureux, c'est très efficace. Si vous êtes du genre douillet, vous pouvez aussi commencer par vous faire des bains de bouche avec du bicarbonate.

Boisson de la forme

Facile à préparer, elle étanchera la soif au cours des activités sportives pour un prix de revient très raisonnable. Pressez un demi-litre d'agrumes (oranges, citrons, pamplemousses), ajoutez un demi-litre d'eau, une cuillerée à café de bicarbonate de sodium, une demi-cuillerée à café de sel de l'Himalaya (pour le sel et les minéraux colloïdaux[15]) et cinq cuillerées à café de sucre roux. Conservez au réfrigérateur cette boisson sans additif ni colorant artificiel que vous pourrez emporter avec vous en salle de sport. Vous pouvez aussi remplacer les jus de fruits par du thé glacé ou une tisane parfumée aux épices pour le même bénéfice, et même y ajouter du guarana en poudre si vous pratiquez un exercice intensif.

Boisson reminéralisante

Facile à préparer et bon marché, cette boisson vous permettra de compenser les pertes minérales dues à diarrhées, vomissements, transpiration excessive en période

[15] Lire à ce sujet *Une santé de fer*, du même auteur aux Éditions Jouvence.

de canicule ou après un effort prolongé. Il convient de la préparer fraîche tous les jours et de la conserver au réfrigérateur.

Dans un litre d'eau, ajoutez :

- une cuillerée à café rase de sel de l'Himalaya
- une cuillerée à café bombée de bicarbonate
- trois bonnes cuillerées à café de miel
- un jus de citron

Bien mélanger jusqu'à ce que le liquide soit clair. Buvez dans le courant de la journée.

NOTE : ON PEUT ENCORE AMÉLIORER L'EFFICACITÉ DE CETTE BOISSON EN REMPLAÇANT LE SIMPLE JUS DE CITRON PAR DU JUS DE CITRON FRAIS DANS LEQUEL ON A LAISSÉ SE DISSOUDRE DES COQUILLES D'ŒUFS (BIO : C'EST IMPÉRATIF !). LA BOISSON EN SERA ENRICHIE EN CALCIUM ASSIMILABLE ET NATUREL.

Bouton de fièvre (voir Herpes labial)

Brûlures d'estomac (voir Aigreurs d'estomac)

Brûlure légère

Traitez les brûlures légères en y appliquant dès que possible une compresse trempée dans de l'eau glacée additionnée de bicarbonate. Continuez jusqu'à ce que toute sensation de chaleur ait disparu : vous aurez moins de chances de voir apparaître cloques et vésicules.

On peut aussi appliquer un cataplasme de bicarbonate et vinaigre de cidre bio : mélangez pour en faire une pâte, étalez sur la lésion et protégez d'une gaze.

Autre formule : Préparez une pâte légère avec du bicarbonate et une eau florale (hamamélis, sauge, camomille, etc.).

Si la brûlure est due à l'acide de produits chimiques ménagers acides: commencez par laver abondamment à l'eau froide, puis neutralisez l'acide en saupoudrant la zone atteinte de bicarbonate de sodium.

Calculs rénaux (voir Lithiase rénale)

Candidose (voir aussi Problèmes féminins)

Le bicarbonate est un puissant antifongique naturel que l'on peut employer en usage interne et externe.

Par voie interne : Enrichissez une eau de source déjà riche en bicarbonates en y ajoutant une demi-cuillerée à café de bicarbonate par litre ou bouteille. Ce mélange est à boire en plusieurs fois avant et entre les repas. Suivez cette cure pendant quelques jours. Dès amélioration, vous pourrez vous contenter d'une bouteille d'eau minérale par jour ou d'une demi-cuillerée à café de bicarbonate dans un verre d'eau. N'oubliez pas les applications locales sous forme de lavage, douche vaginale, etc., très efficaces.

Usage externe : L'utilisation de bicarbonate pour la toilette intime permet de prévenir l'apparition des irritations déplaisantes dues aux *Candidas albicans* qui se développent en raison d'un pH trop acide – parfois en raison de la prise d'une pilule contraceptive mal adaptée.

Conjonctivite

Bien entendu, il convient de soigner la cause avant tout. Cependant, vous serez rapidement soulagé par l'application d'une compresse d'eau bicarbonatée à renouveler aussi souvent que nécessaire. Cela peut piquer au début, mais l'alcalinisation de la région atteinte permet aux paupières de lutter contre infection et inflammation.

Coup de soleil

Appliquez une compresse imprégnée d'une solution de bicarbonate de sodium (environ quatre cuillerées à soupe par litre d'eau). Ou encore, appliquez la pâte de bicarbonate et d'eau que vous laisserez sécher. En cas de coups de soleil étendus, prenez un bain tiède auquel vous aurez ajouté deux tasses (ou plus) de bicarbonate de sodium pour vous rafraîchir : le soulagement est rapide. **Autre solution :** Faites-vous couler un bain tiède auquel vous ajouterez une demi-tasse de bicarbonate et une demi-tasse de farine de maïs.

Courbatures

Excès d'effort physique ? Reprise du sport après un temps d'arrêt ? Voici réapparues les bonnes vieilles courbatures. Offrez-vous un bain chaud additionné de deux tasses de bicarbonate de sodium dans lequel vous relaxer pendant une bonne demi-heure.

Cystite (voir Infections urinaires)

Démangeaisons, irritations de la peau

Pour un soulagement rapide, appliquez une compresse imprégnée d'une solution de bicarbonate de sodium (environ quatre cuillerées à soupe par litre d'eau). Ou encore, appliquez la pâte de bicarbonate et d'eau que vous laisserez sécher.

Irritations vaginales ou anales : Appliquez localement de l'eau chaude additionnée de deux cuillerées à soupe de bicarbonate par litre d'eau.

Dents

Moins abrasif pour l'émail et la dentine, il est démontré que le bicarbonate permet de limiter la formation de plaque dentaire liée à la consommation de sucre (et même de la réduire). Son effet tampon joue un rôle important dans la prévention des caries. Non seulement le bicarbonate inhibe la formation de la plaque dentaire, mais il augmente dans le même temps la fixation du calcium par l'émail. Il augmente aussi le pH dans la cavité buccale, favorisant ainsi la neutralisation des acides métaboliques d'origine bactérienne. Pour ces raisons, il entre de plus en plus fréquemment dans la composition des dentifrices. Et pourquoi ne pas préparer vous-même votre dentifrice ? (Voir au chapitre Hygiène).

Dents blanches et haleine fraîche ? Appliquez simplement un peu de poudre sur votre brosse à dents et brossez durant quelques minutes

Déshydratation (prévention)

Le bicarbonate joue un rôle important dans la régulation de l'absorption de l'eau au sein de l'organisme. En cas de forte chaleur ou lors d'épisodes de diarrhée ou vomissements, préparez une boisson saline qui va aider à la réhydratation : dans un demi-litre d'eau, ajoutez une cuillerée à café rase de sel de mer (ou de sel de l'Himalaya), une cuillerée à café de bicarbonate, deux cuillerées à soupe de miel et un demi-litre de jus d'agrumes (oranges, pamplemousses, citrons).

Prévention : En été par fortes chaleurs, pensez à boire de l'eau bicarbonatée – au moins une bouteille par jour.

Diabète

Il semble que dans certains cas, la prise de bicarbonate puisse exercer une action bénéfique sur le diabète. Certaines études ont mis en évidence l'action bénéfique du bicarbonate par voie injectable dans le cas de diabètes difficiles à contrôler.

Diarrhée

Bien entendu, il faut en premier soigner la cause (par exemple avec de l'argile verte par voie interne[16]). Il faut aussi prendre du bicarbonate afin de compenser celui qui se trouve éliminé par ce trouble.

Digestion difficile, douleurs gastriques

Vous avez du mal à digérer quoi que ce soit ? Vous venez de vous régaler d'un repas trop copieux ? Vous souffrez de douleurs gastriques ? Buvez un verre d'eau tiède additionnée d'une cuillerée à café de bicarbonate et il n'y paraîtra plus. Attendez au moins deux heures avant d'en reprendre et ne dépassez pas trois cuillerées à café par jour.

MON CONSEIL SANTÉ

SI VOUS SOUFFREZ RÉGULIÈREMENT DE DIGESTIONS DIFFICILES,

[16] Voir *L'argile pratique*, du même auteur, aux Éditons Jouvence.

MÊME EN MANGEANT DES ALIMENTS SAINS, PENSEZ AU VINAIGRE DE CIDRE BIO : 1 CUILLERÉE À CAFÉ DE VINAIGRE ET 1 CUILLERÉE DE BON MIEL DANS UN VERRE D'EAU AVANT LES REPAS AIDERONT VOTRE ESTOMAC À MIEUX FONCTIONNER. EN PLUS, C'EST DÉLICIEUX ![17]

Douleurs inflammatoires

Le soulagement vient en général rapidement avec la prise d'une cuillerée à café de bicarbonate diluée dans un litre d'eau, à prendre avant ou entre les repas. Le bicarbonate lutte contre l'acide urique.

Échardes, épines

Appliquez sur la zone une pâte de bicarbonate et d'eau et laissez en place pendant environ deux heures : elles vont remonter à la surface de la peau et vous pourrez ainsi les enlever facilement.

Eczéma

Outre la cause allergique fréquente qu'il convient de traiter par exemple par la prise d'œufs de caille lyophilisés en poudre (en maison de diététique), une autre cause fréquente tient en l'utilisation de produits de toilette et de soins non naturels. Bien souvent, la peau réagit aux produits chimiques qui l'agressent et qu'elle considère comme un danger contre lequel il lui convient de se défendre. Pour ce faire, elle sécrète une substance défensive juste sous la peau qui peut irriter et donner de l'eczéma. Pensez donc à utiliser des produits de soin aussi naturels que possible et rincez-vous à l'eau bicarbonatée afin d'éliminer tous résidus, même

[17] Lire aussi à ce sujet *Le vinaigre santé*, du même auteur, Pratique Jouvence.

anciens. Le bicarbonate va en outre vous laisser une peau douce et souple à laquelle vous n'étiez plus accoutumé depuis longtemps ! Vous pouvez aussi brumiser à volonté les zones atteintes avec un vaporisateur contenant une solution de bicarbonate.

Éruption de boutons, maladies éruptives

Dans tous les cas, y compris les maladies éruptives infantiles (rougeole, rubéole, varicelle, etc.), les démangeaisons seront rapidement soulagées par l'application de compresses humides d'eau additionnée de bicarbonate de sodium ou par un bain chaud d'une demi-heure auquel on ajoute une demi ou une tasse de bicarbonate.

Érythème fessier du nourrisson

Pensez simplement à ajouter à l'eau de son bain un demi-verre de bicarbonate : cela va favoriser l'équilibre du pH de sa peau et il supportera bien mieux ses couches. Avant de le changer, pensez à appliquer ou vaporiser un peu de solution bicarbonatée sur ses fesses en insistant sur les parties irritées : l'amélioration est le plus souvent spectaculaire.

Estomac (voir Digestion difficile)

Fatigue, fatigue chronique

La prise de 300 mg par kg de poids corporel avant tout exercice physique intense permet de diminuer la fatigue musculaire et d'améliorer les performances sur le court terme. Cela représente une quinzaine de grammes pour une personne de 70 kg. La même posologie peut s'appliquer en cas de fatigue constante, qu'elle soit liée au surmenage, au stress ou à tout autre facteur ne dérivant pas d'une maladie particulière.

Fibromyalgie

Outre un traitement de fond auquel il est souhaitable d'ajouter la prise quotidienne de minéraux sous forme chélatée (type Multiminéraux) et colloïdale (Plasma de Quinton, LifeSprings Colloidal Minerals[18]…), la prise quotidienne de bicarbonate vous sera d'un grand secours :

- Le matin à jeun, prenez une cuillerée à café de bicarbonate dans un verre d'eau. Dès amélioration réduisez cette prise à une demi-cuillerée à café. Vérifiez aussi votre pH urinaire !

- Vous pouvez aussi simplement boire tous les jours une bouteille d'eau riche en bicarbonate – à jeun et en dehors des repas.

Fièvre

Dès l'apparition des troubles, prenez une demi-cuillerée à café de bicarbonate dans un verre d'eau, à renouveler au cours de la journée si nécessaire. Alcaliniser votre terrain favorise la lutte contre les infections.

Pour les enfants comme pour les adultes, il est conseillé en cas de fièvre de se détendre dans un bain tiède additionné de bicarbonate de sodium – ce qui la fait rapidement tomber. C'est là un complément appréciable du traitement médical. Et n'oubliez pas le chlorure de magnésium[19], précieux dans tous les cas de maladie infectieuse.

[18] Pour plus d'informations sur les minéraux et leurs indications, lire mon livre *Une santé de fer* aux Éditions Jouvence.

[19] Lire à ce sujet *Le chlorure de Magnésium*, un remède miracle méconnu, du même auteur, Pratique Jouvence.

Flatulences

Certains aliments vous donnent des gaz ? Saupoudrez simplement d'un peu de bicarbonate les plats incriminés : vous pourrez vous en régaler sans avoir à en subir les inconvénients. Vous pouvez aussi boire un verre d'eau additionnée d'un peu de bicarbonate.

Gingivite, problèmes bucco-dentaires

Les bactéries à l'origine de ces problèmes produisent aussi des acides susceptibles de corroder l'émail des dents. Prenez ce bain de bouche plusieurs fois par jour et surtout avant de vous coucher : une cuillerée à café de bicarbonate dans un verre d'eau. Vous pouvez aussi vous masser les gencives plusieurs fois par jour avec une pâte de bicarbonate et d'eau appliquée au doigt.

Prévention

Fabriquez-vous ce dentifrice à la fois préventif et curatif : dans un pot en verre, mélangez deux cuillerées à soupe de bicarbonate à une cuillerée à soupe d'eau oxygénée. Ajoutez si vous le souhaitez une goutte d'huile essentielle de menthe ou de citron pour parfumer. Votre dentiste vous le dira : l'eau oxygénée est un bon remède de la gingivite. Cette pâte ne conserve pas longtemps son efficacité: utilisez-la rapidement.

Goutte

Pour prévenir ces crises pénibles et minimiser la cristallisation d'acide urique, buvez abondamment une eau de source bicarbonatée ou prenez quotidiennement un verre d'eau additionné d'une cuillerée à café de bicarbonate.

Grippe

Dès l'apparition des symptômes, prenez une demi-cuillerée à café de bicarbonate dans un verre d'eau deux ou trois fois par jour pour soutenir votre système immunitaire et augmentez votre consommation de légumes et fruits frais et bio pour mieux vous alcaliniser !

Herpès labial (et autres)

Appliquez sur la lésion une pâte épaisse de bicarbonate et d'eau et laissez en place au moins dix minutes. Le soulagement est rapide et le bicarbonate accélère en outre la guérison. Pour une plus grande efficacité, on peut remplacer l'eau par un peu de solution de chlorure de magnésium (20 g par litre d'eau). Si vous manquez de temps pour préparer cette pâte, contentez-vous d'appliquer un peu de bicarbonate directement sur la lésion, éventuellement mouillé d'un peu de salive. Si cela ne suffit pas, pensez à appliquer une goutte d'huile essentielle de *Melaleuca alternifolia* ou de *Ravensare*.

Hypertension

Le sel – chlorure de sodium - fait partie des aliments déconseillés en cas de tension trop élevée. Du coup, on pensait également qu'il en était de même du bicarbonate de sodium.

Le docteur Jean-Jacques Helwig, directeur de recherche à l'INSERM, a réalisé une vaste étude bibliographique afin de vérifier s'il était vrai que le bicarbonate de sodium pouvait induire ou aggraver une hypertension. La conclusion de l'étude est claire : contrairement aux effets provoqués par le sel – chlorure de sodium, « les régimes riches en bicarbonate de sodium ne sont jamais capables d'induire ni d'aggraver une hypertension artérielle ». En outre et selon ses propres termes, « chez l'hypertendu essentiel, la prise de bicarbonate pourrait même être bénéfique ».

D'autres travaux ont démontré que l'anion qui accompagne le chlorure de sodium, le bicarbonate, joue en fait un rôle important dans la régulation de la tension. Le bicarbonate, de même que les citrate et phosphate, ne contribue pas à l'élévation de la tension artérielle. Mieux encore, selon une autre étude, la consommation d'eau minérale riche en bicarbonate par les personnes âgées est plutôt bénéfique à l'équilibre de leur tension artérielle.

Infections urinaires

La prise de bicarbonate soulage les douleurs liées à une infection urinaire: une demi-cuillerée à café dans un verre d'eau toutes les deux ou trois heures dès l'apparition des premiers symptômes, pendant un jour ou deux. Prenez aussi des bains chauds additionnés de bicarbonate (une tasse par bain) pour soulager les brûlures. Continuez de traiter votre terrain acidifié en buvant tous les jours une eau minérale bicarbonatée.

Insomnie

Le bain au bicarbonate vous aidera à décompresser et à mieux vous reposer. Ajoutez simplement deux tasses de bicarbonate dans l'eau chaude et profitez-en pendant une bonne demi-heure.

Intoxications médicamenteuses, overdoses

L'efficacité du bicarbonate de sodium a été démontrée dans le traitement de ce type d'intoxication aux médicaments et autres produits chimiques dont il neutralise les effets neuro et cardiotoxiques. La liste de ces produits inclut des médicaments comme le Valium, les antidépresseurs, les organophosphatés, le méthanol, les bêtabloquants, les barbituriques et les salicylates (aspirine).

D'autres études (encore en cours) semblent montrer l'efficacité de l'injection de bicarbonate de sodium hypertonique dans le cas d'intoxication à divers produits tels que cocaïne, quinidine, procainamide, etc.

Lithiase rénale (prévention)

Le bicarbonate diminue l'acidité de composants alimentaires acidifiants tels les protéines. On le sait, un régime hyperprotéiné acidifie les urines et provoque une hypercalciurie, c'est-à-dire un taux élevé de calcium dans les urines. Or il est prouvé qu'en pareil cas, la simple prise quotidienne de 5,5 g de bicarbonate de sodium, ou encore mieux de bicarbonate de potassium, pendant deux semaines diminue drastiquement l'élimination de calcium urinaire. Une étude récente démontre que la consommation d'une eau riche en bicarbonate était de nature à prévenir la formation de calculs rénaux d'oxalate de calcium et d'acide urique.

Si vous souffrez de lithiase rénale récurrente, pensez à boire une eau riche en bicarbonate et éventuellement à prendre une demi-cuillerée à café de bicarbonate dans un verre d'eau une fois par jour.

Mal de gorge

Dans un verre d'eau chaude, ajoutez une cuillerée à soupe de vinaigre de cidre bio, une cuillerée de miel et une cuillerée à café de bicarbonate de sodium. Gargarisez-vous avec cette préparation. Vous pouvez aussi faire un gargarisme avec un verre d'eau chaude additionné d'une pincée de chlorure de magnésium et d'une cuillerée à café de bicarbonate. Répétez toutes les quatre heures pour neutraliser les acides.

Et si vous ne disposez pas de tous ces ingrédients, contentez-vous d'un gargarisme avec de l'eau chaude additionnée d'une cuillerée à café de bicarbonate auquel vous pouvez ajouter un cachet d'aspirine.

Mauvaise haleine

Gargarisez-vous avec un verre d'eau chaude additionnée d'une cuillerée à café de bicarbonate.

Muguet

Votre bébé ou votre jeune enfant a développé un muguet dans la bouche ? Le bicarbonate peut lui venir en aide. Mélangez à 25 cc de solution de chlorure de magnésium 1/4 de cuillerée à café de bicarbonate et quelques gouttes d'huile de germe de blé. Mélangez bien le tout. À l'aide d'un mouchoir propre, appliquez un peu de cette solution sur la langue du petit quatre à six fois par jour. Continuez ce traitement jusqu'à disparition du muguet.

Mycoses

Le bicarbonate est un puissant antifongique naturel que l'on peut employer en usage interne et externe.

Par voie interne : En phase aigüe, mélangez une cuillerée à café de bicarbonate dans un litre d'eau, à boire en plusieurs fois avant les repas.

Usage externe : Appliquez une pâte de bicarbonate et d'eau. Renouvelez aussi souvent que nécessaire et poursuivez jusqu'à la guérison.

Nausées

Buvez une demi-cuillerée à café de bicarbonate dans un verre d'eau.

Odeurs corporelles

Le bicarbonate neutralise les bactéries responsables des odeurs corporelles – pieds et corps. Notons que ces odeurs sont aussi liées à un terrain acidifié qu'il importe de corriger par la prise par voie interne de bicarbonate, que ce soit en poudre ou sous forme d'eau minérale.

Ongle incarné

Prenez un bain de pieds dans de l'eau chaude à laquelle vous ajouterez du bicarbonate. L'inflammation, l'enflure et la rougeur vont rapidement s'évanouir.

Oreilles

En cas de mal d'oreille, instillez quelques gouttes d'eau bicarbonatée dans le conduit auditif. Renouvelez aussi souvent que nécessaire. Instillez-en aussi pour faire partir un bouchon de cérumen.

Ostéoporose

Un terrain trop acidifié favorise largement la survenue

de ce problème accentué par une alimentation carencée et la moindre sécrétion hormonale liée à l'âge. Il importe en pareil cas de commencer par rééquilibrer le pH avec une prise régulière de bicarbonate. Évidemment, une réforme alimentaire s'impose (plus de fruits et légumes, en limitant les aliments acidifiants) et une complémentation en minéraux assimilables de type « Multiminéraux « chélatés (en diététique).

Vous pouvez aussi préparer une boisson reminéralisante à base de jus de citron dans lequel vous aurez mis à dissoudre des coquilles d'œufs BIO. Versez le jus dans un litre d'eau auquel vous ajouterez trois cuillerées à soupe de miel, une cuillerée à café de sel de l'Himalaya et une cuillerée à café de bicarbonate de sodium. Gardez au frais dans le réfrigérateur et consommez rapidement dans les deux jours.

Pied d'athlète

L'application de la pâte préparée à partir de bicarbonate et d'eau suffit souvent à résoudre ce désagréable problème.

Pieds douloureux, crampes

Pour soulager la douleur et vous détendre, prenez un bain de pieds auquel vous ajouterez 150 g de bicarbonate de sodium et 150 g de sels d'Epsom.

Pieds malodorants

Appliquez quotidiennement sur les pieds une pâte faite de bicarbonate et d'eau et laissez en place quelques minutes. Saupoudrez un peu de bicarbonate dans vos chaussettes, collants et chaussures avant de les enfiler. Pour corriger votre terrain, buvez aussi de l'eau bicarbonatée.

Piqûres d'ortie (ou autres plantes urticantes)

Savez-vous que ces démangeaisons désagréables peuvent être rapidement soulagées par l'application locale d'une pâte composée de bicarbonate et d'eau (trois parts de bicarbonate pour une part d'eau) ? Laissez la pâte s'évaporer naturellement sans trop bouger pour que le bicarbonate reste en place un bon moment.

Piqûres de moustique, de guêpe, d'abeille, de frelon

Appliquez aussitôt que possible une pâte composée de trois parts de bicarbonate pour une part d'eau. L'eau va s'évaporer en laissant apparaître la poudre de bicarbonate sur la peau. Le soulagement est très rapide. Dans le cas de piqûre de guêpe, d'abeille ou de frelon, la pâte doit être plus épaisse et il convient de la laisser en place au moins cinq bonnes minutes. L'enflure et la douleur vont décroître rapidement. Pensez aussi aux applications de vinaigre, surtout dans le cas de piqûre de guêpe !

MON CONSEIL SANTÉ

MÊME SI L'APPLICATION DE BICARBONATE DE SODIUM PERMET UN SOULAGEMENT RAPIDE, JE CONSEILLE TOUJOURS D'Y ADJOINDRE LA PRISE D'ŒUFS DE CAILLE EN POUDRE OU EN GÉLULES (EN VENTE EN MAGASIN BIO[20]). À RAISON D'UNE CUILLERÉE À CAFÉ OU QUATRE GÉLULES PAR PRISE À RENOUVELER. EN CAS DE PIQÛRE D'ABEILLE OU DE FRELON, DOUBLER OU MÊME TRIPLER LA DOSE POUR ÉVITER LE CHOC ALLERGIQUE QUI PEUT ÊTRE MORTEL CHEZ

[20] Laboratoire LBA Saint Ambroise, en diététique et certaines pharmacies.

UNE PERSONNE SENSIBILISÉE. DANS LE CAS D'UN FRELON OU D'UNE PERSONNE ALLERGIQUE, DONNEZ LES ŒUFS DE CAILLE ET APPLIQUEZ LA PÂTE DE BICARBONATE AUSSITÔT QUE POSSIBLE, PUIS PAR MESURE DE PRÉCAUTION, EMMENEZ LA PERSONNE AUX URGENCES POUR PARER À TOUTE ÉVENTUALITÉ. QUOI QU'IL EN SOIT, LA PRISE D'ŒUFS DE CAILLE PEUT ÊTRE RENOUVELÉE AUSSI SOUVENT QUE NÉCESSAIRE, Y COMPRIS CHEZ LES ENFANTS ET LES CHIENS ET CHATS.

Plâtre

Vous devez porter un plâtre ? Pensez au bicarbonate pour supprimer toute odeur et adoucir la peau : saupoudrez-en un peu sur et à l'intérieur du plâtre – par exemple en le « soufflant » à l'aide d'un sèche-cheveux.

Problèmes féminins

Irritations locales, sensation de brûlure

En cas d'irritations ou sensation de brûlure due aux règles, aux relations sexuelles, à une pilule contraceptive mal dosée ou à une candidose, outre la prise par voie interne toujours conseillée, on peut aussi :

- appliquer sur les lésions une pâte de bicarbonate et d'eau que l'on laisse en place quelques minutes – à renouveler selon les besoins,

- lotionner localement les lésions avec un coton trempé dans de l'eau bicarbonatée,

- prendre un bain de siège : dans une bassine d'eau tiède ou dans le fond de la baignoire, ajoutez deux à quatre cuillerées à soupe de bicarbonate. Restez dans ce bain un bon quart d'heure et renouvelez deux ou trois fois dans la journée si nécessaire.

- En cas de brûlure ou irritation vaginale en période de règles, pratiquez deux fois par jour une douche vaginale avec de l'eau tiède additionnée de bicarbonate (environ deux cuillerées à soupe pour un litre d'eau).

Pertes, glaires acides

Le test de Huner a révélé que pour lutter contre les glaires acides - caractérisées par un pH à 2 -, le bicarbonate donne d'excellents résultats. Pour permettre au pH de remonter rapidement, le lavage vaginal se montre très efficace : remplissez une poire vaginale (achetée en pharmacie) avec un mélange d'eau tiède et de bicarbonate de sodium (deux ou trois cuillerées à soupe de bicarbonate pour un litre d'eau). Pratiquez ce lavage matin et soir. Dans le même temps, n'oubliez pas de boire quotidiennement de l'eau bicarbonatée.

Pour prévenir ce problème, il est conseillé de faire ces lavages matin et soir cinq ou six jours avant l'ovulation et le jour même.

Odeurs locales

Il est facile de contrer ce désagréable problème : saupoudrez le fond d'un panty avec un peu de bicarbonate avant de l'enfiler. Et buvez de l'eau bicarbonatée pour alcaliniser votre terrain !

Prurit

Appliquez sur les lésions ou zones concernées une lotion assez épaisse préparée avec du bicarbonate et une eau florale de camomille, sauge ou hamamélis. Le soulagement est généralement rapide.

Psoriasis

Des études médicales ont prouvé l'efficacité des bains additionnés de bicarbonate de sodium dans le traitement de cette pénible maladie[21]. Additionnez l'eau du bain de 3-4 cuillerées à soupe de bicarbonate de sodium et restez dans ce bain une demi-heure. Ajoutez éventuellement des sels de la mer Morte. Répétez selon les besoins.

Pour soulager la démangeaison, préparez une lotion légère composée d'une cuillerée à café de bicarbonate pour un litre d'eau, et appliquez-la localement à l'aide d'un gant de toilette. Prenez garde à n'utiliser que des produits naturels pour votre douche et vos soins de la peau. Après la douche, rincez-vous avec de l'eau bicarbonatée pour éliminer toute trace de résidus chimiques probablement à l'origine de votre problème. Et n'oubliez pas de boire quotidiennement de l'eau de source bicarbonatée parmi celles que nous avons indiquées précédemment.

Reins

Dans la publication de 2009 de l'*American Society of Nephrology*, on peut lire le rapport concernant une étude ayant porté sur 134 patients atteints de maladie rénale

[21] Old fashioned sodium bicarbonate baths for the treatment of psoriasis in the era of futuristic biologics : an old ally to be rescued – Journal of Dermatological Treatment, volume 16, n°1 Février 2005.

avancée. La prise quotidienne de bicarbonate de sodium a suffi à ralentir la progression de la maladie et leur éviter la dialyse.

Rhume de cerveau, nez bouché

Dès l'apparition des symptômes, prenez une demi-cuillerée à café de bicarbonate dans un verre d'eau deux fois par jour pour soutenir votre système immunitaire et augmentez votre consommation de légumes et fruits frais et bio pour mieux vous alcaliniser !

Ajoutez une petite pincée de bicarbonate à une cuillerée à soupe d'eau. Instillez-en une ou deux gouttes dans chaque narine : le soulagement est rapide. Dans tous les cas de troubles respiratoires, il est bon d'ajouter un peu de bicarbonate dans votre humidificateur (sauf s'il est déconseillé d'y ajouter quoi que ce soit !) : cela va vous aider à mieux respirer en cas de bronchite, tout en purifiant l'atmosphère.

MON CONSEIL SANTÉ

Pensez aussi à utiliser un diffuseur d'arômes (huiles essentielles) qui vous permettra de diffuser dans l'atmosphère des molécules aromatiques. Ces dernières vont certes parfumer votre maison, mais surtout désinfecter la chambre d'un malade ou un lieu de travail. Très utile en période d'épidémie grippale ou de toute infection respiratoire. Attention cependant à n'utiliser que des huiles essentielles de haute qualité et à éviter celles qui sont irritantes pour les voies respiratoires. Huiles essentielles conseillées : tea tree (arbre à thé) – citron – citronnelle – eucalyptus…

Sinusite

Outre les conseils donnés précédemment (voir Rhume de cerveau), rincez-vous le nez avec un peu d'eau additionnée de bicarbonate pour aider votre nez à se déboucher.

Sport, activité physique

Ce bon vieux bicarbonate de sodium est largement utilisé aussi dans ce domaine pour ses vertus anti-acides. Il permet en outre d'améliorer les performances, ce qui en fait l'ami des athlètes de toutes les disciplines. Depuis les années 1990, le bicarbonate est devenu d'usage courant dans les milieux sportifs. Une étude de l'université de Loughborough portant sur des nageurs a montré une amélioration de leur temps en compétition (en moyenne 1,5 seconde sur 200 m). ATTENTION CEPENDANT AU RISQUE DE DIARRHÉE CHEZ CERTAINS : IL CONVIENT D'EXPÉRIMENTER SES PROPRES RÉACTIONS ET DE LAISSER LE CORPS S'Y HABITUER AVANT DE L'UTILISER EN COMPÉTITION !

La fatigue générée par l'effort intense et soutenu a plusieurs causes, parmi lesquelles l'accumulation dans les muscles de métabolites tels que des lactates, des ions hydrogènes et de l'ammoniac. Il a aussi été démontré que l'hyperthermie et la déshydratation dues à l'effort prolongé (par exemple course de fond) contribuent à la fatigue et viennent s'ajouter à l'épuisement de la réserve en hydrates de carbone, principal fournisseur d'énergie. L'acide lactique génère en outre crampes et douleurs diverses. Pour optimiser les performances, il est intéressant de limiter la fatigue et de retarder sa manifestation, sans pour autant épuiser l'organisme.

Plusieurs études, avec des protocoles divers, ont été menées sur des sportifs avec pour objectif de mesurer le pouvoir tampon du bicarbonate : sports de fond ou de vitesse, effort intense de courte durée ou soutenu sur une période donnée, etc. Pour cela, des doses diverses de bicarbonate ont été utilisées allant de 100 à 500 mg par kilo de poids corporel - par voie orale ou sous forme injectable. Il a été mis en évidence une nette augmentation du taux de bicarbonate dans le plasma sanguin lorsqu'il est pris par voie buccale, tandis que les concentrations au sein des muscles demeuraient inchangées. Pourtant, de récentes études indiquent que le bicarbonate favorise l'élimination des lactates au niveau musculaire. Il ressort de ces travaux une amélioration des performances physiques dans quarante-six des cas étudiés, alors qu'aucune amélioration n'était constatée dans les trente-sept autres cas qui avaient absorbé moins de 200 mg par kg de poids corporel.

Il semble en fait que la dose optimale permettant une amélioration des performances et de la fatigabilité est de 0,3 g de bicarbonate par kg de poids corporel – ce qui représente une quinzaine de grammes de bicarbonate pour une personne de 70 kg. Après cette prise, il fut demandé à ces sportifs de faire du vélo de manière active pendant une demi-heure. Puis on analysa leurs paramètres biologiques : le pH sanguin s'était élevé, puis stabilisé suite à cette prise. Dans le même temps, on constatait dans le groupe contrôle une augmentation de l'acidité et un net déclin du taux de bicarbonate sanguin. Il est maintenant prouvé que l'ingestion de bicarbonate à cette dose de 0,3 g par kilo de poids corporel limite l'accumulation d'acide lactique dans le muscle, ce qui entraîne une réduction de la fatigue et une meilleure récupération après l'effort. Cette prise améliore aussi les performances sur le court terme.

Il a été démontré par ailleurs que la prise d'eaux minérales riches en bicarbonate (de type Saint-Yorre, Vichy, Quézac) permettait une augmentation significative du pH sanguin et de la teneur du sang en bicarbonate. Ce qui signifie que la seule ingestion d'une grande quantité d'une eau parmi les plus riches plusieurs heures avant l'exercice permet déjà d'absorber une bonne dose de bicarbonate et de réduire d'autant la quantité à prendre en poudre... ainsi que les éventuels inconvénients gastro-intestinaux que cela suscite parfois !

Une autre étude clinique réalisée en France par le professeur Michel Rieu (du CHU Cochin) a démontré à son tour la triple action d'une eau naturelle bicarbonatée chez des sportifs de haut niveau :

- diminution de l'acidité de l'organisme,
- amélioration de l'hydratation,
- réduction de la fatigue musculaire.

Il est donc fortement conseillé de boire ces eaux en grandes quantités afin de préserver sa santé et se prémunir au moins en partie du stress oxydatif si préjudiciable aux sportifs de haut niveau.

Vous pouvez aussi prendre votre bicarbonate dans de l'eau une heure ou deux avant l'entraînement ou l'épreuve sportive, sans oublier de boire beaucoup d'eau. Notez que l'eau additionnée de jus de citron frais favorise aussi un terrain alcalin.

Stress

Vous rentrez chez vous stressé par une longue journée de travail semée de soucis ? Offrez-vous un bon bain d'une trentaine de minutes auquel vous ajouterez deux tasses de bicarbonate de sodium. Vous en sortirez régénéré !

Stress oxydatif (voir Sport, activité physique)

Tabagisme

Des chercheurs de la Clinique Mayo affirment que le bicarbonate peut vous aider à arrêter de fumer. La prise d'un verre d'eau additionné de deux cuillerées à café de bicarbonate – à boire pendant que la solution est encore effervescente - devrait vous aider à mieux supporter la privation de nicotine au moment où vous éprouvez le besoin de fumer.

Taches de vieillesse

Il est possible de les atténuer en appliquant une pâte composée à parts égales de bicarbonate de sodium et de peroxyde d'hydrogène. Répétez l'application jusqu'au résultat.

Transpiration

Le bicarbonate remplace avantageusement votre déodorant parfumé. Il suffit d'en appliquer un peu sous les aisselles.

Ulcérations de la bouche

Il convient de neutraliser les acides dans votre bouche

pour obtenir un soulagement. Le remède est simple : appliquez sur la ou les lésions une pâte de bicarbonate et d'eau, gardez aussi longtemps que possible et rincez-vous la bouche. Faites aussi des bains de bouche à l'eau bicarbonatée.

Urticaire

Appliquez une pâte de bicarbonate et d'eau : le soulagement est rapide. Renouvelez plusieurs fois par jour selon nécessité.

Verrues

Essayez ce truc simple qui marche souvent : appliquez sur la verrue une pâte de bicarbonate et d'eau et laissez en place aussi longtemps que possible. Renouvelez l'application jusqu'à ce que la verrue s'en aille.

Yeux (voir aussi : Conjonctivite)

Vous avez les yeux qui piquent ou brûlent ? Quelques gouttes de solution bicarbonatée font un excellent collyre.

BICARBONATE DE SODIUM ET MÉDECINE

Un remède d'urgence

Le bicarbonate est utilisé de manière courante en milieu hospitalier et dans les services d'urgences. Ainsi en est-il fait usage dans les cas suivants : grave acidose diabétique, réanimation cardiorespiratoire, grossesse, hémodialyse, dialyse péritonéale, intoxication médicamenteuse, maladies graves du foie, chirurgie vasculaire

Le transport du bicarbonate au niveau cellulaire

Le docteur Joe Casey est professeur et chercheur dans le cadre de l'AHFMR (Alberta Heritage Foundation for Medical Research). Il enseigne en outre la physiologie et la biochimie à l'université d'Alberta (Canada). Dans une interview donnée le 13 octobre 2006, il accordait de nouvelles lettres de noblesse à notre bon vieux bicarbonate de sodium en évoquant ses découvertes le concernant.

Ses recherches portaient essentiellement sur le transport au niveau cellulaire du bicarbonate – sujet qu'il qualifiait lui-même avec humour de « quelque peu ésotérique » ! Pourtant, selon ses recherches, le transport du bicarbonate au sein de la cellule semble impliqué dans des domaines aussi divers que fibrose kystique, attaque cardiaque, cécité congénitale, certaines formes de dysplasies, etc.

En fait, c'est le même bicarbonate que celui que l'on achète au supermarché que l'on retrouve au sein de nos cellules. Comme l'explique le docteur Casey, au cours du processus de production de l'énergie au sein des cellules se produit un dégagement de CO_2 ou gaz carbonique – exactement ce qui se passe au niveau du pot d'échappement de nos voitures ! Or dans une solution, le gaz carbonique se convertit en bicarbonate. C'est ce qui explique qu'au sein des cellules, le bicarbonate tienne une place majeure. Il résulte en réalité du principal déchet produit par les cellules.

Le bicarbonate est une base – par opposition avec un acide. Lorsqu'on mélange un acide et une base, ils se neutralisent. C'est la vertu majeure du bicarbonate que de contribuer à neutraliser l'excès d'acidité dans l'organisme et de favoriser un pH équilibré. On sait l'importance pour la santé de ce pH : trop acide, rien ne va plus, trop basique, il en va de même. Quand on verse du bicarbonate dans de l'eau, cela pétille parce qu'il est alors transformé en CO_2. C'est exactement ce qu'il se passe au sein des cellules. C'est cette conversion de bicarbonate en CO_2 et inversement qui permet la régulation primaire du pH de la cellule et de l'organisme tout entier. On comprend donc l'importance sur la santé de ce transport, de ces conversions. Tant qu'elles s'effectuent bien, la santé est préservée.

Bicarbonate de sodium et chirurgie cardiaque

Une étude australienne a été menée en 2006 sur les avantages que peut offrir l'usage de bicarbonate dans le cadre des soins postopératoires en chirurgie cardiaque[22]. Nombre de patients souffrent de graves problèmes rénaux suite à pareille intervention, ce qui allonge notablement leur séjour en soins intensifs. Pour certains, c'est même la dialyse assurée, et parfois pire. On ne connaît pas très bien la raison de cet accident postopératoire. Certains pensent que le système immunitaire serait en cause, lequel réagirait à certaines phases de l'intervention comme face à une infection. En résumé, il s'agirait de stress oxydatif au cours duquel de dangereux composés toxiques dérivés de l'oxygène se trouvent libérés au sein de l'organisme. Or il semblerait bien que le bicarbonate soit en mesure de réduire ce stress oxydatif et d'ainsi en prévenir les conséquences fâcheuses sur la

[22] Étude n°NCT00334191 effectuée par Austin Health, à Melbourne.

fonction rénale de trop nombreux patients. Le bicarbonate est en ce cas donné par voie intraveineuse, à faible dose.

Le bicarbonate de sodium est communément employé dans le traitement de l'acidose métabolique dans les cas de défaillance rénale sévère, d'insuffisance circulatoire due au choc ou dans le cas de sérieuse déshydratation. Dans tous ces cas, son efficacité à prévenir une néphropathie a été démontrée. Outre son efficacité dans le traitement de l'acidose dans le cadre des soins intensifs, on n'a jamais pu constater d'effets secondaires. Au contraire, on constate une élévation du pH artériel, une diminution de la pression artérielle au niveau de l'artère pulmonaire, ainsi qu'une amélioration de la fonction cardiaque. En fait, le bicarbonate de sodium semble particulièrement efficace pour traiter les conséquences du stress oxydatif. Il affecte de manière positive les systèmes circulatoires, respiratoires et immunitaires, ce qui est intéressant dans le cadre de la chirurgie cardiaque.

NOUVELLES PISTES

Bicarbonate de sodium et cancer

L'hypothèse fongique du docteur Simoncini

« Mon idée est que le cancer ne dépend pas de causes mystérieuses (génétiques, immunologiques ou auto-immunologiques) comme l'oncologie officielle le propose, mais qu'il provient d'une simple infection fongique dont le pouvoir destructeur sur les tissus profonds est actuellement sous-estimé ». Dr Tullio Simoncini[23]

[23] Lire le livre du Dr. Simoncini : *Cancer is a fungus.*
Pour le contacter : e-mail : t.simoncini@alice.it.

Un oncologue italien de Rome – qui est aussi chirurgien et spécialiste en diabétologie –, le docteur Tullio Simoncini, l'affirme : il est possible de soigner le cancer et de détruire les tumeurs avec du bicarbonate de sodium ! Il explique sa thérapie dans une vidéo portant le titre « L'hypothèse fongique ». Sur la base d'années de recherche scientifique et clinique, il affirme que « au centre de chaque tumeur cancéreuse, il y a un champignon commun : *Candida albicans* ». Et la bonne nouvelle, c'est que les tumeurs peuvent être traitées avec un puissant antifongique bon marché et facilement disponible : le bicarbonate de sodium. Bien entendu, pareille théorie lui vaut l'ignorance méprisante des autorités médicales officielles, comme chaque fois qu'apparaît un théorie nouvelle remettant en cause le dogme médical concernant le cancer et autres maladies graves que les traitements officiels ne parviennent pas à endiguer (ex. les travaux de M. Beljanski, N. Dufaut, Le Gac, Delbet, et tant d'autres).

Selon le Dr Simoncini, les tumeurs, bien que de types divers, répondent toutes à un seul phénomène. Il semblerait que ce soit toujours lié à une invasion de *Candida albicans* qui envahit diverses parties du corps, suscitant diverses réactions en fonction des organes dont il se nourrit. « Ces comportements sont fonction de la quantité et de la qualité des tissus affectés ». Un organe ainsi envahi va se défendre par une hyperproductivité cellulaire, ceci dans une tentative visant à enkyster les colonies fongiques et bloquer leur tentative d'invasion de tout l'organisme. « C'est de cette manière que la totalité des variétés histologiques des néoplasies peut être expliquée et cette variété histologique n'a aucune influence sur la détermination de la cause qui est toujours et uniquement le candida ».

En outre, on sait que les cellules cancéreuses présentent une concentration nettement plus élevée que les cellules saines en produits chimiques toxiques tels que pesticides, engrais chimiques et tout ce qui provient de notre environnement moderne. Une étude menée en 1973 par le Département de la Santé de l'université de médecine Hadassah de Jérusalem a montré que, chez une même femme atteinte de cancer du sein, la comparaison entre tissus sains et tissus cancéreux mettait en évidence une spectaculaire augmentation de la concentration en produits chimiques toxiques tels que DDT et PCB dans les tissus cancéreux – ceci par comparaison avec les tissus du sein non atteint. C'est un paramètre qu'il convient de prendre en sérieuse considération dans tout traitement qui se doit d'inclure la détoxification des métaux lourds et de ces poisons chimiques par tous les moyens à disposition (chélation, prise de minéraux colloïdaux[24], bains de pieds détox, etc.). En plus de tout faire pour limiter cet empoisonnement permanent, divers organismes de santé tels que l'IMVA[25] recommandent une nourriture alcalinisante et la prise de bicarbonate de sorte que le pH sanguin reste élevé, favorisant le transport de plus d'oxygène – ce qui optimise la capacité des cellules à fonctionner pleinement et à se débarrasser des déchets qui les envahissent au quotidien. Il est plus facile et surtout plus sûr de procéder à la détoxification et la chélation

[24] Pour plus de détails, lire *Une santé de fer*, du même auteur, aux Éditions Jouvence.
[25] International Medical Veritas Association.

sur un terrain alcalin, ce qui réduit le risque d'atteinte rénale. Le bicarbonate est en ce cas encore une aide précieuse. On pense en effet qu'il protège les reins de la formation de radicaux libres à l'origine de la néphropathie.

Même les gènes subissent l'influence du pH dans leur environnement. On sait maintenant que des facteurs comme l'alimentation, le tabagisme, l'abus d'alcool, etc., ainsi qu'une infection, inflammation ou des colonies de *Candida albicans*, tous ces facteurs supplantent l'influence de l'héritage génétique. Le stress oxydatif, qui pousse fortement le pH vers l'acidose, présente un réel danger pour les mitochondries au sein des cellules, surtout sur le long terme. En présence d'un cancer, l'altération génétique constatée – que la médecine officielle considère comme étant à la base de toute formation néoplasique – ne serait ainsi que la résultante d'un effort défensif, donc un phénomène normal et non atypique. Le système immunitaire considère les colonies fongiques importantes comme des corps étrangers, et s'en défend en stimulant une réaction d'enkystement par les cellules du tissu envahi. Ce qu'on va appeler, selon les cas, un épithéliome, un adénocarcinome, un ostéosarcome, un glioblastome, etc.

On comprend bien qu'à ce stade, il s'agit clairement d'une situation de guerre biologique dont le pronostic va dépendre de la capacité de l'organisme à résister à ces attaques. Plus les colonies fongiques prennent de la puissance, plus les tissus s'épuisent. C'est ainsi que « les cellules deviennent de plus en plus immatures jusqu'à devenir anaplasiques ». Ce rapport de force et la capacité de réaction manifestée va déterminer le degré de malignité d'une néoplasie : « Moins il y a de cellules nobles, plus la tumeur devient maligne et invasive ». C'est le type et la qualité des tissus attaqués qui confère aux cellules leur capacité plus ou moins grande à enkyster le champignon et générer de ce fait une tumeur allant de bénigne à maligne. Tout en gardant à l'esprit que le terme même de « tumeur maligne » n'a pas de valeur absolue : ces tissus qui ont su résister pendant un temps peuvent aussi finir par s'épuiser et laisser l'invasion fongique se produire : la tumeur devient alors maligne, avec le risque d'essaimage. Nous ne pouvons ici entrer dans les détails et ce qui précède n'est qu'un rapide résumé de cette théorie passionnante autant que novatrice.

Par contre, quand on connaît la cause d'une maladie, il devient aisé d'en déduire un traitement logique et efficace. Le traitement préconisé par le docteur Simoncini consiste en la logique administration d'un antifongique efficace : en l'occurrence le bicarbonate de sodium (le Dr Simoncini précise par ailleurs que « pour le moment, il n'y a pas d'autres remèdes utiles que le bicarbonate de sodium », les antifongiques usuels restant loin derrière en terme d'efficacité ! Pour obtenir les meilleurs résultats sur la tumeur, le bicarbonate doit être mis en contact le plus direct possible avec les tissus endommagés. Aussi le mode d'administration varie-t-il selon la localisation. Ainsi, dans le cas des tumeurs situées dans la bouche et le pharynx, un simple lavage avec une solution concentrée peut suffire, tandis que le plus souvent la solution sera injectée *in situ* par cathéter artériographique positionné sur l'artère correspondante. Dans d'autres cas, le bicarbonate sera administré en injection sous-cutanée, perfusions, infiltrations ou même sous forme de lavements, avec toujours pour objectif le contact le plus rapproché possible avec les tissus atteints. Le plus souvent, ce traitement injectable est complété par la prise de bicarbonate par voie orale afin de traiter le terrain tout entier.

Ce traitement peut éventuellement être combiné avec d'autres thérapies naturelles ou parfois, lorsqu'il est difficile d'apporter le bicarbonate au contact direct souhaité, avec de la radiothérapie. La leucémie serait, selon le Dr Simoncini, un cas à part, car elle n'est pas toujours liée à une infection fongique. Cette thérapie au bicarbonate permettrait de constater une régression des tumeurs déjà au bout de quatre à six semaines. À NOTER : CE TRAITEMENT MARCHE AUSSI TRÈS BIEN SUR LES ANIMAUX.

À la question qui lui était posée : « Si le coupable, c'est le candida, comment faire pour éviter le cancer ? », voici sa réponse :

- Mener une vie saine, manger bio et équilibré, prendre aussi peu de médicaments que possible, faire de l'exercice et tenir compte des symptômes qui se manifestent.

D'autres recherches dans la même direction

Le docteur Simoncini n'est pas le seul à travailler dans cette voie nouvelle : d'autres chercheurs sont parvenus à des conclusions similaires. Parmi ces derniers, le Dr Ralph Moss de l'université d'Arizona considère aussi le bicarbonate comme un traitement potentiel de la maladie cancéreuse.

Robert J. Gillies et son équipe ont démontré que lorsqu'on traite des souris avec du bicarbonate de sodium, il en résulte une alcalinisation de toute la région péritumorale[26]. Selon eux, l'administration de bicarbonate favoriserait donc l'activité anti-tumorale des traitements anti-cancéreux et de la chimiothérapie. Ils rapportent aussi que le bicarbonate influe sur le pH de la tumeur dans le sens d'une alcalinisation et qu'il inhibe la formation de métastases spontanées[27]. Ils ont également montré que pris par voie orale, il augmente le pH des tumeurs, freine la formation de métastases chez des souris atteintes de cancer du sein et protège les ganglions lymphatiques.

Les docteurs Moss, Simoncini et Young sont arrivés aux mêmes conclusions, ce qui n'a pas manqué de les étonner eux-mêmes. Le docteur Robert O. Young dirige le « pH Miracle Living Center ». Tous sont unanimes pour affirmer que le cancer naît d'une acidose mesurable au sein de la tumeur. De nombreuses années de recherches cliniques ont amplement démontré que les tissus cancéreux sont beaucoup plus acides que les tissus sains. Le docteur Young a pu démontrer que l'administration de bicarbonate de sodium par voie orale ou intraveineuse est susceptible d'inverser la maladie cancéreuse et de favoriser l'apparition de nouveaux tissus sains.

Pour un autre oncologue, le docteur Mainstream, l'hypothèse infectieuse est sous-jacente à tous les cancers. Or virus et bactéries ne peuvent proliférer en milieu alcalin, alors qu'ils se complaisent en milieu acide.

[26] Raghunand, 2003.
[27] Robey, 2009

Le manque d'enthousiasme du monde médical et pharmaceutique au sujet de ces recherches est plus qu'évident. Pourtant, le docteur Otto Warburg - qui avait reçu le prix Nobel en 1931 pour ses travaux sur la cause du cancer – expliquait dans son livre[28] ue la croissance des cellules cancéreuses est lancée par un processus de fermentation, lequel se déclenche seulement en l'absence d'oxygène au niveau cellulaire – tableau classique de l'acidose. On ne peut vraiment comprendre le cancer sans savoir pourquoi certains tissus de l'organisme manquent d'oxygène (hypoxie), ce qui favorise leur cancérisation. Les tissus cancéreux sont acides – et celui des tumeurs solides l'est encore nettement plus, tandis que les tissus sains sont alcalins et l'on connaît bien maintenant les raisons de cette modification. Pour ajouter à cette acidité, les cellules cancéreuses se comporteraient comme un muscle fatigué qui rejette de l'acide lactique et autres composés acides, ce qui accentue encore l'abaissement du pH et donc l'hypoxie.

S'il est vrai que les cellules cancéreuses ne peuvent survivre en présence de fortes doses d'oxygène et que ce manque d'oxygène est lié à une acidose, alors le remède est simple : le bicarbonate envoie à ces cellules une soudaine alcalinité qui permet à nouveau leur oxygénation – mais à un taux qu'elles ne peuvent supporter ! C'est pourquoi certains disent du bicarbonate qu'il est un véritable tueur-minute du cancer – « un remède d'urgence du cancer » selon les termes mêmes du docteur Simoncini.

[28] The Metabolism of Tumors.

Sur l'échelle du pH (qui va de 0 à 14), rappelons que 7 est neutre. En dessous de 7, on tombe dans l'acidité, alors qu'au-delà de 7, le terrain devient alcalin. Le sang, la lymphe ont normalement un pH de 7,4. Au-dessus de 7,4, les cellules cancéreuses sont inactivées. Au pH de 8,5, les cellules cancéreuses ne peuvent survivre, tandis que les cellules saines se portent bien. C'est ce qui explique l'efficacité de méthodes alternatives destinées à augmenter le pH, telles qu'un régime végétarien, la consommation de jus frais de fruits et légumes (bio !) – encore mieux lorsqu'ils sont lactofermentés -, et la prise de compléments alimentaires tels que des formules multiminérales comprenant calcium, magnésium, potassium, césium et rubidium (on trouve surtout ces derniers éléments dans les eaux colloïdales naturelles comme le Plasma de Quinton et les Minéraux colloïdaux de Lifesprings. Pourtant, il n'est rien de comparable au pouvoir alcalinisant immédiat du bicarbonate de sodium lorsqu'il est question de soigner un cancer avec efficacité et innocuité. Tout comme le chlorure de magnésium est un remarquable remède d'urgence et un élément nutritionnel de base indispensable au maintien de la santé[29], le bicarbonate de sodium est en lui-même un remède nutritionnel , ce qui signifie qu'il n'entrera jamais dans la catégorie des médicaments. Sinon il faudrait exiger des mères de famille qu'elles cessent de l'employer dans leurs gâteaux ! Il faudrait pourtant bien que le bicarbonate soit enfin reconnu comme un remède d'urgence du cancer, ce qui permettrait d'instaurer un mode de vie et de nourriture qui cesse de favoriser sa croissance et l'empêche de se manifester. La prévention passe par là. En raison du nombre crois-

[29] Voir *Le chlorure de magnésium*, du même auteur, aux Éditions Jouvence.

sant de cancers chez les enfants, il semble important que les parents aient connaissance de ces faits et de l'intérêt du bicarbonate et des eaux bicarbonatées.

La piste est donc clairement établie, ainsi que les causes alimentaires, environnementales et métaboliques du processus. On comprend mieux l'importance d'un alcalinisant comme le bicarbonate capable de rendre leur alcalinité aux cellules cancéreuses, ceci avec précision, efficacité et pour un coût très réduit. On sait tout cela depuis longtemps, mais on continue de laisser des millions de gens mourir de cancer tous les ans. Certes, les oncologues prescrivent depuis longtemps le bicarbonate afin de neutraliser au moins en partie les acides générés par les traitements chimiothérapiques si toxiques, mais il faut aller plus loin. Quand on sait que pour quelques centimes par jour, on augmente de beaucoup ses chances de se préserver du cancer, on regrette de ne pas l'avoir su plus tôt.

Prévention du cancer

Il résulte de ces diverses recherches et études des informations fort utiles si l'on souhaite protéger sa santé et éviter de tomber malade. Selon les chercheurs mentionnés ci-dessus, le seul maintien d'un bon équilibre acido-basique suffirait à nous protéger du cancer. Il faut pour cela maintenir son pH au plus proche possible de cette norme : 7,35. Pour y parvenir, outre un contrôle fréquent du pH urinaire, une réforme de l'alimentation dans le sens de l'alcalinité est essentielle : régime essentiellement végétarien, à base de fruits, légumes et céréales bios, avec beaucoup de légumes verts riches en chlorophylle, des œufs bios, peu de laitages et sucreries. Ajoutons la consommation d'eaux riches en bicarbonates pour bien s'hydrater et s'alcaliniser avec ce mélange naturel de tous les bicarbonates bénéfiques à notre santé : bicarbonates de sodium, de potassium, de magnésium et de calcium. Une exposition au soleil bien conduite, sans abus et de préférence au soleil du matin accroit l'alcalinisation et permet la synthèse de vitamine D naturelle protectrice. La pratique régulière d'exercice physique, un sommeil suffisant et réparateur, une existence sans conflits et la détente assurent un terrain alcalin idéal : l'acidité se retrouve aussi bien dans notre alimentation que dans nos pensées et comportements. Ne nous étonnons donc pas de la retrouver dans notre pH cellulaire ! Un corps et un esprit équilibrés, un pH légèrement alcalin, tels sont les éléments d'une vie heureuse et en bonne santé.

Il convient en outre de se débarrasser des amalgames dentaires si nocifs et d'éviter au maximum produits chimiques et médicaments tels qu'antibiotiques, stéroïdes et hormones diverses, sans oublier les vaccins qui sont loin de faire l'unanimité, y compris au sein de la communauté scientifique.

Certes, il est difficile – et presque impossible – de vivre selon ce tableau idéal dans notre monde moderne. Cependant, ces chercheurs sont convaincus que plus on s'en approchera, meilleure sera notre santé et plus s'éloignera de notre vie le spectre du cancer.

AUTRES VOIES DE RECHERCHE

Pathologie rénale grave, certains diabètes, grave déshydratation…

« Le bicarbonate sous forme injectable est aussi indiqué dans le traitement de l'acidose métabolique susceptible de survenir dans le cas de pathologie rénale grave, de diabète difficile à traiter, d'insuffisance circulatoire liée à un choc ou à une grave déshydratation[30] ». On l'emploie souvent dans le cas d'arrêt cardiaque dans les services d'urgence. Sous forme injectable, le bicarbonate de sodium est administré par voie intraveineuse.

Intoxication médicamenteuse, overdose

On a pu constater l'efficacité du bicarbonate de sodium dans le traitement des intoxications médicamenteuses, y compris les barbituriques. « Le carbonate de sodium est efficace dans le traitement d'empoisonnement ou d'overdose de toutes sortes de produits chimiques et pharmaceutiques dont il neutralise les effets cardio et neurotoxiques ».

Examens radiologiques, IRM, TDM, angiographie…

Le docteur Young suggère l'utilisation de bicarbonate de sodium et de potassium chez toute personne subissant ce type d'examens, ceci afin de protéger leurs reins. Les médecins savent en effet depuis longtemps que l'exposition à des agents de contraste est susceptible d'être dommageable pour les reins. D'autant que depuis

[30] Rapport du 5 avril 2007 de l'IMVA.

quelques années, le recours à l'imagerie médicale a littéralement explosé ! Dans le *Clinical Journal of the American Society of Nephrology*, il est fait mention de la survenue de lésions rénales susceptibles de se manifester suite à certaines procédures courantes dans le cadre de l'imagerie médicale, ce qui constitue une menace sérieuse pour la santé. Une étude a montré que le remplacement de la solution saline habituelle par une solution de bicarbonate de sodium avant l'administration du produit de contraste représentait une stratégie de prévention efficace réduisant l'incidence des néphropathies[31].

Le docteur Young considère aussi comme importante la prise de l'ensemble des bicarbonates disponibles tels qu'on les trouve dans les eaux bicarbonatées ou dans certaines préparations. Avant – et le plus souvent après – ce type d'examens, il est donc conseillé de boire abondamment une eau riche en bicarbonates afin de soulager les reins et prévenir tout éventuel dommage.

Bicarbonate et autisme

Selon l'IMVA, le bicarbonate de sodium est un adjuvant très utile dans le traitement des troubles neurologiques chez l'enfant, y compris l'hyperactivité. Sans oublier la prévention qu'il représente du cancer de l'enfant, de plus en plus fréquent, hélas.

Il est un remède tout simple qu'utilisent les thérapeutes spécialisés dans le traitement de l'autisme : un antidote doux destiné à la neutralisation de l'excès

[31] Pour plus d'informations, voici un lien intéressant : www.urotoday.com/38/browse_categories/renal_cancer/sodium_bicarbonate_infusion_found_to_reduce_risk_of_contrastinduced_nephropathy.html

d'acides. Le produit qui convient le mieux à ce type de prescription est en vente libre aux E.U. sous le nom: Alka-Seltzer Gold™ [32]. Il est conseillé de n'employer que cette forme d'Alka-Seltzer, très douce et sans danger qui permet la neutralisation de tous les acides en excès[33] (ce produit à base de bicarbonate de sodium et de potassium ne contient pas d'aspirine, contrairement aux autres formes d'Alka-Seltzer). Et bien évidemment, il convient de réformer l'alimentation dans le sens de l'alcalose : régime plus riche en fruits, légumes et céréales bio, moins de produits carnés et charcuteries, moins de produits raffinés (très acidifiants !) comme le sucre blanc, sodas etc.

Formulation d'Alka-Seltzer Gold (E.U.) :
Bicarbonate de sodium : 1050 mg
Acide citrique anhydre: 1000 mg
Bicarbonate de potassium : 344 mg
Citrate de sodium
Citrate de potassium

[32] Non disponible en France, hélas… On se demande pourquoi ! On peut se le procurer à l'étranger…
[33] Dr. Wiliam Shaw : On Biological Treatments for Autism and PDD.

Le bicarbonate **animaux**

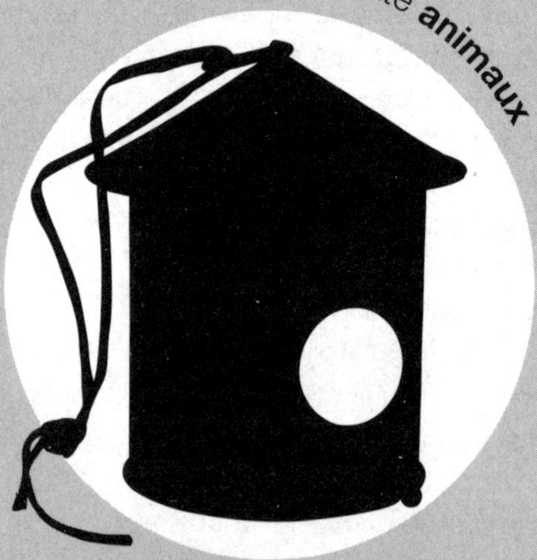

CHAPITRE 2

LE BICARBONATE ANIMAUX

Nos animaux domestiques ou d'élevage, éloignés de leur mode de vie naturel, souffrent peu ou prou de troubles similaires aux nôtres. Le bicarbonate peut aussi leur venir en aide dans bien des domaines. Comme pour nous, le bicarbonate va soigner leurs petits troubles digestifs ou ceux liés à l'acidose. En outre, il va servir à l'entretien de leur fourrure, à lutter contre les puces, à éliminer les odeurs de litière et même entretenir leurs jouets.

DES ANIMAUX DANS LA MAISON

Voici un petit lexique regroupant ces diverses utilisations qui, je l'espère, vous rendra quelques services :

Abreuvoir à oiseaux, volaille (et autres)

Pour les nettoyer sans risquer d'intoxiquer les oiseaux avec des produits chimiques, utilisez une pâte de bicarbonate et d'eau, puis rincez à l'eau claire. Cela empêchera les moisissures de s'installer.

Aquarium

Nettoyez les parois de votre aquarium avec une pâte épaisse de bicarbonate et de vinaigre, puis terminez par un coup de chiffon sec. Toute trace de salissure va disparaître et vous aurez un aquarium étincelant !

En cas de pH acide : Trop acide, cela devient dangereux pour vos pensionnaires. Ajoutez ¼ de cuillerée à café de bicarbonate pour 50 litres d'eau. Testez le pH avant toute opération de ce genre !

Bain de votre chien

Le bicarbonate n'est pas irritant pour la peau. Pour neutraliser les odeurs et rendre son pelage doux et brillant, ajoutez dans l'eau du bain deux ou trois cuillerées à soupe de bicarbonate par litre d'eau. Frictionnez-le et brossez-le : cela lui assurera une peau saine et un pelage soyeux.

Shampoing sec : Saupoudrez le pelage de votre chien avec du bicarbonate, frictionnez et brossez-le bien pour éliminer toute trace de poudre.

Cheval

Pour lui laver les jambes et les pieds, préférez une solution d'eau et de bicarbonate ! L'action sera du même coup préventive.

Coussin et couvertures du panier

Pour les rafraîchir, supprimer toute odeur déplaisante et éloigner les puces, saupoudrez de bicarbonate les coussins et couvertures de vos animaux favoris. Ajoutez-en aussi au cycle de lavage lors des lessives ou lors du lavage à la main. Il est de même possible d'en ajouter au cycle de rinçage.

Hamster, cochon d'Inde et lapin nain

Pour éviter les odeurs, saupoudrez le fond de la cage

de bicarbonate avant de recouvrir de litière. Le bicarbonate ne leur fera aucun mal. Et pour le grand nettoyage de leur domicile, utilisez de l'eau additionnée de bicarbonate de préférence à tout autre produit ! Rincez à grande eau.

Jouets

En plastique : Pour les laver, laissez-les tremper quelques minutes dans une solution de bicarbonate et d'eau : comptez deux cuillerées à soupe par litre d'eau. Frottez-les avec une éponge, puis rincez bien à l'eau courante.

En tissu : Saupoudrez-les de bicarbonate, laissez agir pendant au moins deux heures, puis brossez pour éliminer toute trace de poudre.

Litière

Pour éviter le développement des mauvaises odeurs de litière, saupoudrez de bicarbonate le fond de la cage ou du bac avant d'y verser la litière de votre chat, de vos hamsters, lapins, cochons d'Inde et autres petits rongeurs, de vos oiseaux… Vous pouvez aussi ajouter une poignée de temps en temps sur la litière pour retarder le moment de la changer. N'oubliez pas d'en mettre aussi sur la moquette sur laquelle est peut-être posé le bac.

Odeur de chien mouillé

Au retour d'une escapade sous la pluie ou par temps humide, saupoudrez le pelage de votre chien de bicarbonate et brossez-le ; son pelage va en même temps être séché, nettoyé et désodorisé sans risque pour vos enfants… ni vos tapis ! Ce conseil est, bien entendu, valable pour tout autre animal et peut être appliqué à votre chat. En outre, les puces n'apprécient guère !

Oiseaux

Pour nettoyer leur cage à fond, préférez une solution d'eau et de bicarbonate et laissez tomber vos anciens détergents.

Puces

Pour prévenir ce genre d'infestation, une fois par semaine, répandez du bicarbonate sur les coussins et couvertures de vos animaux, de même que sur les animaux eux-mêmes. Il est aussi conseillé d'en répandre régulièrement sur la pelouse, à condition de renouveler l'opération après la pluie.

Shampoing sec pour chiens et chats

Appliquez sur le pelage du bicarbonate et brossez : le pelage sera dégraissé et désodorisé

Tapis

Pour désodoriser leur tapis préféré (et les autres), saupoudrez généreusement de bicarbonate et laissez agir toute la nuit. Au matin, passez l'aspirateur.

Ces vauriens ont fait pipi sur la moquette ou le tapis du salon ? Essuyez ce que vous pouvez, puis saupoudrez de bicarbonate et laissez sécher naturellement avant d'aspirer. Vous pouvez aussi nettoyer avec une pâte de bicarbonate et d'eau : laissez-la sécher, puis passez l'aspirateur.

NOTE IMPORTANTE

IL EST PRUDENT DE TESTER LA RÉSISTANCE DES COULEURS DE VOS TAPIS ET MOQUETTES. N'ATTENDEZ PAS : DÈS AUJOURD'HUI, SAUPOUDREZ D'UN PEU DE BICARBONATE UN PETIT ENDROIT CACHÉ ET LAISSEZ REPOSER TOUTE UNE NUIT AVANT D'ASPIRER. AINSI NE SEREZ-VOUS PAS PRIS AU DÉPOURVU EN CAS D'ACCIDENT (TACHE DE GRAISSE, VIN RENVERSÉ, PEINTURE DES ENFANTS, PIPI DU CHIOT, ETC. !

LEUR SANTÉ ET LEUR BIEN-ÊTRE

Pour ce qui est de leur santé, le bicarbonate peut leur venir en aide de la même manière que pour nous. L'acidose les guette aussi, en raison de leur nourriture dénaturée, des polluants divers qui les intoxiquent, de l'eau traitée, etc. Nos fragilités et les leurs se ressemblent : les mêmes causes créant les mêmes effets. N'hésitez donc pas à faire usage de ce précieux bicarbonate, à toujours garder sous la main avec vos remèdes d'urgence favoris : chlorure de magnésium, argile (verte et blanche), vinaigre de cidre bio et quelques huiles essentielles de base.

J'ai pu tout récemment faire l'expérience de ce que peut apporter le bicarbonate lorsqu'il semble que rien ne fonctionne – ce qui est souvent le cas lorsque c'est l'acidité de la cellule qui s'oppose à tout traitement.

J'ai chez moi quelques poules et coqs nains décoratifs de la race Bantan de Pékin. J'apprécie tout autant leur plumage frisé ou lisse aux couleurs variées que leur caractère doux et leur intelligence exceptionnelle : ce sont vraiment des animaux de compagnie et plus seulement « de la volaille », surtout quand on les traite avec gentillesse et qu'on les apprécie ! Une jeune poulette de l'année, une jolie rousse toute frisée prénommée Golda, avait reçu un coup de bec à la paupière (bien sûr alors que j'étais en déplacement à l'étranger – ce qui m'a empêchée de la soigner comme il aurait fallu dès survenue du problème !). Tout ce côté de la tête avait gonflé de manière impressionnante : une conjonctivite aiguë. À mon retour, la situation semblait désespérée : il était trop tard pour appliquer un cataplasme d'argile qui aurait pesé trop lourd sur cette pauvre tête gonflée à l'extrême. Je me suis contentée de compresses de solution de chlorure de magnésium, ce qui a progressivement amélioré la situation, mais ne l'a pas guérie complètement contrairement à ce que je constate d'habitude. Quand enfin j'ai pensé à lui appliquer une compresse imbibée d'une solution de bicarbonate et de chlorure de magnésium, après plusieurs semaines de soins infructueux, le résultat a été stupéfiant : en deux jours, l'œil était dégonflé ! Certes, la première compresse fut douloureuse comme c'est souvent le cas lors d'états inflammatoires aigus, mais cela en valait la peine !

Depuis cette expérience, le bicarbonate est entré aussi dans ma pharmacie familiale au même titre que dans ma cuisine.

Voici quelques pistes d'application pour exemple, à adapter à l'animal et la situation.

Blessures

Lavez-les avec un mélange de chlorure de magnésium et de bicarbonate : une pincée dans un verre de chlorure de magnésium suffit. Rappelons que la solution de chlorure de magnésium se prépare ainsi : un sachet de 20 g à diluer dans un litre d'eau[34]. Vous pouvez aussi faire boire à vos animaux de ce chlorure de magnésium additionné d'une faible quantité de bicarbonate, en fonction de leur poids évidemment[35]. Ce remède de terrain stimule leurs défenses immunitaires et les alcalinise légèrement, ce qui permet à leur organisme de mieux lutter contre tout risque d'infection.

Chat : prévention des boules de poils

Imbibez une éponge dans de l'eau chaude additionnée de bicarbonate et pressez-la. Puis passez-le doucement sur le pelage de votre chat pour enlever les poils morts : ce geste représente une prévention simple des boules de poils qui leur encombre trop souvent le tube digestif.

Chiots - chatons (propreté)

Après avoir nettoyé leurs pipis, n'oubliez pas de saupoudrer l'emplacement du délit avec du bicarbonate pour enlever l'odeur – sinon ils recommenceront au même endroit. Faites de même à l'extérieur dans les lieux où vous souhaitez les décourager d'uriner (pas-de-porte, escalier, terrasse, murs…).

[34] Voir *Un remède miracle méconnu, le chlorure de magnésium*, du même auteur, aux Éditions Jouvence.
[35] Voir *Médecines douces pour animaux*, du même auteur, aux Éditions Jouvence.

Comportement

Il arrive aussi que le comportement déplaisant de nos animaux soit lié à un mauvais équilibre acido-basique, même si tout ne vient quand même pas de là. Cela vaut tout de même la peine d'essayer ! Pendant quelques semaines, ajoutez une petite quantité de bicarbonate à leur eau de boisson et voyez ce que cela donne. **Pour un chat ou petit chien** : une petite pincée dans la gamelle d'eau, pour un chien moyen ou gros, augmentez la dose à une demi-cuillerée à café pour un litre d'eau.

Dents

Massez (ou brossez s'ils vous laissent le faire !) les dents et gencives de vos chiens et chats avec un peu de bicarbonate : tout en les nettoyant, cela retardera l'apparition de la plaque dentaire et préviendra les gingivites. Ils y gagneront en outre une haleine plus fraiche !

Infections, inflammations

En usage externe : Faites ce qui a été décrit précédemment à « blessures », en restant conscient que la compresse à l'eau bicarbonatée pique lorsqu'elle est appliquée sur une inflammation. Par contre, cela n'est que transitoire et l'amélioration est rapide, ainsi que le confort d'application.

Par voie interne : Il est conseillé de faire prendre quotidiennement à vos animaux un peu de solution de bicarbonate de sodium pour alcaliniser leur terrain. Ajustez bien sur les prises de chlorure de magnésium à la quantité et rythme adapté à l'animal et à la situation.

Piqûres de guêpe, d'abeille, de frelon

Appliquez aussitôt que possible une pâte composée de trois parts de bicarbonate pour une part d'eau. L'eau va s'évaporer en laissant apparaître la poudre de bicarbonate sur la peau. Le soulagement est très rapide. La pâte doit être épaisse et il convient de la laisser en place au moins cinq bonnes minutes. L'enflure et la douleur vont décroître rapidement. Pensez aussi aux applications de vinaigre, surtout dans le cas de piqûre de guêpe !

Ayez aussi toujours chez vous des Œufs de Caille[36] en poudre (c'est plus facile à doser pour les animaux : selon la taille (mais il n'y a pas de danger en cas de surdosage), une cuillerée à café à une cuillerée à soupe (du chat ou petit chien au gros chien !) à lui versez dans la gueule, à renouveler dès que les symptômes réapparaissent (gonflement, difficulté à respirer). Et bien entendu, une fois prises ces mesures d'urgence, voyez votre vétérinaire aussitôt que possible !

Problèmes de peau

Pour soulager votre animal, donnez-lui un bain simplement additionné de bicarbonate et faites en sorte qu'il y reste quelques instants au moins. S'il est du genre à refuser le bain (j'en connais !), appliquez localement un gant de toilette trempé dans la solution eau et bicarbonate en mouillant bien la région atteinte. Renouvelez aussi souvent et aussi longtemps que nécessaire.

Soins des oreilles

Pour éliminer les démangeaisons et tous parasites de

[36] Laboratoire LBA Saint Ambroise, en diététique et certaines pharmacies.

leurs oreilles, nettoyez-les régulièrement à l'eau chaude additionnée de bicarbonate.

Troubles digestifs

Pour un chien, il est facile d'ajouter à son eau de boisson une pincée de bicarbonate : il en éprouvera du soulagement et cela tout en douceur. Dans le cas d'un chat, la seule solution est de lui supprimer tout accès à de l'eau ordinaire pendant le temps nécessaire et de ne laisser à sa portée que son bol d'eau bicarbonatée.

Troubles urinaires

Chez le chat comme chez le chien, et surtout dans le cas d'animaux castrés, il est aisé de prévenir et guérir cystites, calculs de la vessie et autres troubles urinaires par la prise régulière d'un peu de bicarbonate dans leur eau de boisson :

- Chat : une pincée pour le bol d'eau.
- Chien : selon le poids, une pincée à une demi-cuillerée à café.

Les chats hésitent les premiers temps, puis lapent volontiers cette eau : il suffit dans les premiers temps de limiter à leur bol leur accès à l'eau.

Cette prise n'exclut pas un traitement complémentaire en cas de besoin. Rappelez-vous cependant qu'il est préférable de donner le bicarbonate seul, séparé d'autres remèdes dont il risque d'amoindrir les effets.

CHAPITRE 3

LE BICARBONATE BEAUTÉ

Les propriétés chimiques et physiques du bicarbonate de sodium couvrent un vaste champ d'applications. Cet ingrédient permet de nettoyer, désodoriser, maintenir un pH équilibré, désinfecter, etc. C'est aussi un exfoliant léger et un bon antifongique. Le bicarbonate de sodium neutralise vraiment les odeurs et ne se contente pas de les absorber ou de les masquer : c'est de la chimie ! Il est de ce fait un ingrédient de choix entrant dans la composition de déodorants, sels de bain et autres produits de soins corporels. Comme il tend à maintenir un pH de 8,1 y compris en présence d'acides ou de bases (rappelons que 7 indique un pH neutre), il est employé dans tous les cas où ces propriétés anti-acides sont bienvenues : par exemple en tant que bain de bouche, dentifrice... Il est facile de le présenter sous forme de comprimés et tablettes effervescents, ce qui en fait un ingrédient simple à utiliser dans toutes sortes de situations.

SOINS D'HYGIÈNE CORPORELLE ET DE BEAUTÉ

Bains détente

Bain relaxant

Diluez une demi-tasse de bicarbonate dans une baignoire d'eau chaude. Vous en sortirez détendue et avec une peau toute douce.

Peau fragile

En cas de peau irritée, ajoutez à l'eau du bain une tasse de bicarbonate et une tasse d'huile de massage pour bébé. Ces bains sans savon sont excellents pour la peau. Mais attention, ça glisse !

Bain reconstituant

Pour vous détendre après une longue séance de sport ou une longue journée de travail, prenez un bon bain chaud auquel vous ajouterez la préparation suivante :

- 7 c. à soupe de bicarbonate de sodium
- 7 c. à soupe de sel de mer (ou sel de l'Himalaya ou sel de la mer Morte)
- 20 gouttes d'huile essentielle de lavande
- 200 ml base pour bain

Bain des sportifs

Ajoutez 200 grammes de bicarbonate à l'eau du bain : cela favorisera la récupération après l'effort. Détendez-vous dans ce bain pendant une demi-heure en n'hésitant pas à faire couler de l'eau chaude de temps en temps pour éviter qu'il ne se refroidisse.

Bain de bouche et gargarisme

Les résidus alimentaires qui se retrouvent entre les dents finissent par libérer des acides qui attaquent l'émail, ce qui favorise l'apparition de caries. Le bicarbonate rafraîchit l'haleine en éliminant les odeurs (ail, oignon, poisson, etc.). Il limite aussi la plaque dentaire bactérienne et les parodontoses. Diluez une cuillerée à café de bicarbonate dans un verre d'eau, puis rincez-vous la bouche à l'eau froide. Vous y gagnerez dents blanches et haleine fraiche.

Des applications très concentrées de bicarbonate ont été favorablement testées en « dentisterie douce » (méthode Keyes et Charon).

Bain de pieds

Ajoutez deux cuillerées à soupe de bicarbonate à l'eau chaude de votre bain de pieds et relaxez-vous durant un quart d'heure. Ce bain émollient donne une sensation de bien-être aux pieds et jambes fatigués. Profitez-en pour ensuite frictionner les callosités avec une pâte de bicarbonate et d'eau : vous éliminerez ainsi les cellules mortes et cela donnera à vos pieds une peau plus souple.

Blanchir les dents

On obtient généralement de bons résultats (pour un prix de revient dérisoire !) en mélangeant du bicarbonate à de l'eau oxygénée, comme il est précisé dans la formule suivante :

Pâte à l'eau oxygénée

- 2 cuillerées à soupe de bicarbonate
- 1 cuillerée à soupe d'eau oxygénée
- 1-2 gouttes d'huile essentielle de votre choix pour parfumer, mais aussi purifier la bouche.

Brossez-vous les dents avec cette formule qui va progressivement éliminer les taches dues à la cigarette et au café, mais aussi assainir vos gencives. Puis rincez-vous bien la bouche. Pour le simple entretien, on peut se contenter de tremper la brosse à dents mouillée dans du bicarbonate et de se brosser les dents comme d'habitude. Au final, rincez-vous la bouche avec une solution d'eau et de bicarbonate. Et pour supprimer la plaque dentaire, brossez-vous les dents 2 ou 3 fois par semaine avec une pâte composée d'eau et de bicarbonate additionnée d'un peu de sel iodé (ne pas avaler !).

Autre pâte à l'eau oxygénée

- 1 cuillerée à soupe de bicarbonate
- 1 cuillerée à soupe de dentifrice
- 1 cuillerée à soupe d'eau oxygénée

Brossez-vous les dents avec cette pâte une fois par semaine pour enlever les taches de thé, café ou tabac sur vos dents. Ne pas avaler !

Pâte au jus de citron
(USAGE SEULEMENT OCCASIONNEL)

Mélangez :

- 1 cuillerée à café de bicarbonate
- ½ cuillerée à café de jus de citron

Appliquez cette pâte sur vos dents à l'aide d'un bâtonnet de coton, laissez agir quelques instants. Puis brossez-vous les dents et rincez-vous bien la bouche.

Ce traitement n'est à employer qu'exceptionnellement ! Le jus de citron est corrosif pour l'émail des dents, même si cet effet est bien atténué par le bicarbonate. Par contre, il débarrasse les dents des taches de café et de thé.

Boutons

- Préparez une pâte avec du bicarbonate et du miel naturel. Appliquez sur le visage et laissez en place quelques minutes. Puis lavez à l'eau. Répétez cette application quotidiennement.
- Vous pouvez aussi préparer une pâte de bicarbonate et d'eau à appliquer sur un bouton malvenu : cela va l'aider à sécher.

- Ou encore faites une pâte épaisse avec du bicarbonate et de l'eau oxygénée : appliquez au coucher sur les boutons et gardez toute la nuit. Pensez aussi à l'argile verte en application sur la peau !

Brosse à cheveux, peignes

Pour bien les nettoyer, faites-les tremper pendant une nuit dans de l'eau chaude additionnée de quelques cuillerées à soupe de bicarbonate. Rincez à fond.

Brosses à dents

Pour les nettoyer, laissez-les tremper une nuit dans un verre d'eau chaude auquel vous ajoutez une cuillerée à soupe de bicarbonate.

Callosités

Si vous souhaitez vous débarrasser des callosités (pieds, coudes, main), frictionnez les zones souhaitées avec une pâte épaisse de bicarbonate et d'eau.

Canicule (irritation de la peau due à la)

Vous souhaitez vous rafraichir lors des chaudes journées d'été et vous offrir une bonne douche tiède. Mais la chaleur et la transpiration irritent votre peau et cela vous démange. Après une douche sans savon – ou avec un savon naturel à l'huile d'Alep par exemple -, appliquez sur les zones irritées une pâte de bicarbonate et d'eau. Gardez ce léger cataplasme aussi longtemps que possible, puis rincez-vous.

Cheveux

Cheveux ternes ou trop fins

Ils sont ternes, lourds ou trop fins et manquent de tenue ? Pour leur redonner belle allure et légèreté, lavez-les avec le mélange suivant : ajoutez à votre shampoing favori une cuillerée à café de bicarbonate ; massez, rincez et appliquez votre baume habituel. Le bicarbonate débarrasse vos cheveux des restes de mousse, laque, gel et autres produits qui y adhèrent. Il est tout aussi intéressant de les laver de temps en temps uniquement avec de l'eau bicarbonatée pour espacer les shampoings habituels : versez dans un verre d'eau chaude une cuillerée à soupe de bicarbonate, ajoutez quelques gouttes d'huile essentielle de mandarine, mouillez-vous les cheveux et répartissez le mélange sur votre tête ; peignez soigneusement avant de rincer à fond.

Truc d'acteur

Vous devez vous blanchir les cheveux pour un rôle que vous tenez dans une pièce de théâtre ou pour vous déguiser ? Saupoudrez-vous la tête de bicarbonate. Non seulement l'effet sera réussi, mais vos cheveux y gagneront en brillance lors de votre prochain shampoing !

Cheveux gras

En cas d'urgence, vous pouvez utiliser le bicarbonate comme shampoing sec : saupoudrez-en sur les cheveux, passez le peigne et terminez au sèche-cheveux pour leur donner du gonflant.

Après la piscine

Après un bain dans de l'eau chlorée, rincez-vous les cheveux avec de l'eau bicarbonatée pour éliminer tout résidu. Et si le chlore de l'eau de piscine fait virer votre joli blond en une teinte indéfinissable, rincez-vous les cheveux avec ce mélange : une tasse de bicarbonate dissoute dans du jus de citron. Au contact avec l'acidité du jus de citron, la préparation se met à pétiller : appliquez-la sans attendre sur vos cheveux mouillés.

Dentier, appareil dentaire

Nettoyez-le à l'aide d'une brosse à dents enduite d'une pâte à base de bicarbonate et d'eau, ou encore laissez-le simplement tremper la nuit dans de l'eau additionnée de bicarbonate pour le nettoyer et le désinfecter, puis rincez-le à l'eau chaude avant de le remettre. **Autre possibilité** : Mettez-le tremper une demi-heure dans un verre d'eau auquel vous aurez ajouté, en plus de votre produit de nettoyage habituel, une cuillerée à soupe de bicarbonate. Puis rincez-le à l'eau courante.

Dentifrice maison

Vous avez souvent mauvaise haleine ? Vous souhaitez cesser d'utiliser ces dentifrices courants à base de sulfate lauryl de sodium, abrasifs et contenant un carcinogène du doux nom de 1.4-dioxane ? Tournez-vous vers le bicarbonate !

En se dégradant, les résidus alimentaires qui se déposent entre les dents libèrent des acides qui attaquent l'émail et favorisent l'apparition des caries. Le bicarbonate neutralise ces acides, en tant que substance tampon.

Dentifrice familial

Efficace et pas cher, vous allez préparer en deux secondes ce dentifrice maison : dans un petit récipient acheté en pharmacie, mélangez deux cuillerées à soupe de bicarbonate et une cuillerée à soupe d'eau oxygénée ; trempez simplement votre brosse à dent dans cette préparation qui nettoie, désinfecte, purifie l'haleine et blanchit les dents !

Dentifrice minute

Vous pouvez aussi tout simplement tremper votre brosse à dents dans du bicarbonate et vous brosser les dents comme d'habitude.

Dentifrice classique enrichi au bicarbonate

Autre possibilité si vous tenez à votre dentifrice habituel: renforcez-en l'action en y mélangeant une cuillerée à café de bicarbonate pour la valeur du tube, et gardez la pâte dans un pot hermétique (que vous pouvez vous procurer en pharmacie).

En cas de gingivite

Faites une pâte avec deux cuillerées à soupe de bicarbonate et une cuillerée à soupe d'eau oxygénée : à utilisez rapidement, car l'eau oxygénée se dégrade rapidement.

Ma recette préférée

Dans un petit pot de 100 g, mélangez à parts égales du bicarbonate de sodium et de l'argile verte en poudre. Ajoutez 40 gouttes d'huile essentielle de votre choix (girofle, camomille, mandarine, citron ou autre) et mélangez bien le tout.

Dentifrice minute

En cours de journée, si vous éprouvez le besoin de vous rafraîchir l'haleine et de vous brosser les dents sans avoir la possibilité de le faire, prenez un chewing-gum, mouillez-le légèrement et trempez-le dans du bicarbonate. En le mâchant, vous allez vous nettoyer les dents tout en rafraîchissant votre haleine.

UN BON CONSEIL !

GARDEZ TOUJOURS AVEC VOUS OU DANS VOTRE VOITURE UN SACHET DE BICARBONATE ET AYEZ-EN DANS VOTRE BAGAGE QUAND VOUS PARTEZ : CELA VOUS RENDRA DE GRANDS SERVICES !

Déodorant

Appliquez-vous un peu de bicarbonate sous les aisselles : c'est un excellent déodorant. En été, c'est aussi un absorbeur d'humidité que vous pouvez utiliser sur les zones de transpiration. De même, si vos mains sentent l'ail ou l'oignon, lavez-vous les mains avec un peu de bicarbonate : toute odeur disparaîtra. NOTE : IL NEUTRALISE LES ODEURS ET NE SE CONTENTE PAS DE LES ABSORBER OU DE LES MASQUER.

Déodorant maison

Mélangez à parts égales de l'argile verte et du bicarbonate ; ajoutez de l'infusion de menthe ou de romarin pour en faire une pâte semi-liquide, ainsi que quelques gouttes d'huile essentielle de citron, lavande ou tea tree.

Autre déodorant

Mélangez quatre cuillerées à soupe de bicarbonate et une dizaine de gouttes de votre huile essentielle préférée : à appliquer aux aisselles et toutes les régions corporelles concernées. Côté huile essentielle, vous avez le choix entre citron, mandarine, rose, orange, romarin, ou encore pour ces messieurs bois de santal ! Idée : Remplissez de cette préparation une de ces petites boîtes plates pour fond de teint minéral (vide !) et appliquez avec un pinceau à poudre rétractable : cela prendra peu de place dans votre sac à main et vous pourrez ainsi effectuer de petites retouches rapides en cours de journée.

Pour les sportifs

En vous préparant, pensez à saupoudrer de bicarbonate l'intérieur de vos tenues en insistant sur les zones de transpiration ou d'irritation. Par exemple : si vous êtes cycliste ou coureur à pied, pensez à saupoudrer de bicarbonate l'intérieur de votre short ou caleçon, mais aussi directement sur les zones de frottement (haut des cuisses, région génitale ou autre). Vous éviterez les irritations dues au frottement et à la transpiration, mais aussi les odeurs déplaisantes.

Douche

Rincez-vous à l'eau bicarbonatée : cela éliminera toute trace de produit chimique sur votre peau et la laissera douce et saine.

Feu dû au vent ou à la neige : votre visage vous brûle après une journée d'exposition au vent ou à la neige ? Appliquez sur votre peau une pâte légère d'eau et de bicarbonate et vous serez vite soulagé.

Feu du rasoir

Pour calmer cette déplaisante sensation, appliquez sur la peau un peu de pâte de bicarbonate et d'eau. Soulagement immédiat !

Gommage facial

Vous détestez maltraiter votre peau avec ces exfoliants qui ne la respectent pas assez et risquent à force de l'endommager ? Pourtant, vous souhaitez une peau douce, nettoyée en profondeur et bien hydratée.

- Appliquez quotidiennement sur le visage un peu de pâte de bicarbonate et d'eau, et « gommez ». Puis appliquez une bonne lotion.

- Autre gommage ou/et masque excellent : mélangez du bicarbonate avec du miel naturel, appliquez sur tout le visage et gardez quelques minutes. Puis lavez à l'eau. Ce masque est aussi anti-acnéique.

- Votre peau est plutôt sèche ? Mélangez une cuillerée à café de bicarbonate et une cuillerée à café d'huile d'olive et appliquez ce mélange qui est aussi un excellent masque.

- Vous êtes satisfaite de votre gommage actuel, mais vous aimeriez encore l'améliorer ? Ajoutez simplement dans votre main un peu de bicarbonate à votre crème et appliquez l'ensemble.

Haleine fraîche

Il existe un moyen simple pour toujours garder une haleine fraîche : un petit gargarisme quotidien d'eau bicarbonatée (une demi-cuillerée à café suffit pour un verre d'eau). Si votre problème vient de ce que vous avez récemment consommé de l'ail ou de l'oignon, le moyen le plus simple de régler ce petit problème est de bien vous rincer la bouche avec cette même eau.

Autre bain de bouche

Dans un litre d'eau, ajoutez une cuillerée à café de bicarbonate et une cuillerée à café de sel. Rincez-vous la bouche avec cette préparation.

Hygiène intime

L'utilisation de bicarbonate pour la toilette intime permet de prévenir l'apparition de *Candida albicans*, cette déplaisante forme de mycose qui se développe sur un pH acide et provoque des irritations.

Si l'on souffre de cette désagréable sensation de brûlure, quelle qu'en soit la cause – règles, relations sexuelles… –, un bain de siège bicarbonaté fera merveille : ajoutez deux cuillerées à soupe de bicarbonate dans une bassine d'eau tiède et restez dans ce bain environ un quart d'heure. Selon la situation, ce bain est à renouveler une à trois fois par jour.

Lotion cutanée

Pour adoucir le feu du rasoir et les peaux granuleuses, lotionnez-vous avec une cuillerée à café de bicarbonate diluée dans un verre d'eau de source.

Mains

Pour des mains toutes douces, ajoutez un peu de bicarbonate à votre eau de vaisselle. Et si c'est votre lave-vaisselle qui accomplit cette tâche, lavez-vous simplement les mains dans cette solution : cela vous permettra de garder une peau douce et d'éliminer toute odeur d'oignon ou d'ail !

Traces de marker ou de peinture sur les mains

Frottez-les avec du bicarbonate et de l'eau, tout simplement. Si les taches sont très marquées, utilisez une pâte de bicarbonate et d'eau et frictionnez-vous jusqu'à ce qu'il n'en reste plus rien.

Bain de mains

Dans un litre d'eau tiède, ajoutez deux cuillerées à soupe de bicarbonate. Plongez les mains dans ce bain pendant une dizaine de minutes. Vous aurez des mains douces, prêtes à être manucurées.

Maquillage

Vous avez des problèmes avec votre base de maquillage qui vire à l'orange ? Avant de l'appliquer, « poudrez-vous » avec du bicarbonate : cela évitera que l'acidité de la transpiration ne vienne interagir malencontreusement.

Masque fraîcheur

Pour nettoyer votre peau en profondeur, appliquez une pâte légère de bicarbonate et d'eau. Cette pâte va supprimer les impuretés et les cellules mortes de la peau et vous laisser une peau douce et lisse. Sur le visage humide, appliquez une pâte composée de trois parts de bicarbonate et une part d'eau. Massez délicatement en petits mouvements circulaires. Puis rincez-vous avec de l'eau additionnée d'un peu de vinaigre de cidre.

Ongles

Pour l'hygiène des ongles et les avoir blancs et durs, faites-les tremper dans un bol d'eau chaude additionné d'une cuillerée à soupe de bicarbonate. Ce bain ramollit aussi les cuticules. Pour bien vous nettoyer les ongles des mains et des pieds, brossez-les avec une brosse trempée dans du bicarbonate.

Oreilles

Vous souhaitez prévenir aussi bien que déloger d'éventuels bouchons de cérumen dans les oreilles ? Instillez-vous régulièrement quelques gouttes d'eau additionnée d'un peu de bicarbonate.

Peau sèche, irritée

Cette préparation pour bain va rapidement vous soulager tout en vous délassant agréablement. Dans un bol, mélangez bien les ingrédients suivants :

- 4 cuillerées à soupe de farine d'avoine,
- 4 cuillerées à soupe de miel,
- 1 verre de gros sel de mer (ou mieux : sels de l'Himalaya ou sel de la mer Morte,
- 4 cuillerées à soupe de bicarbonate de sodium,
- 1 verre d'huile de germe de blé,
- 10 gouttes d'huile essentielle de lavande,
- 10 gouttes d'huile essentielle de géranium.

Faites couler l'eau chaude sur ce mélange, n'ajoutez pas de savon et délassez-vous. Vous en sortirez la peau douce et apaisée.

Peeling léger

Le bicarbonate peut être utilisé en toute sécurité pour supprimer les impuretés et les cellules mortes de la peau. Après avoir soigneusement nettoyé votre peau, appliquez sur votre visage une pâte composée de trois parts de bicarbonate et d'une part d'eau. Massez-vous sans trop appuyer avec des petits mouvements circulaires, puis rincez-vous avec de l'eau ou un tonique naturel.

Peignes et brosses à cheveux

Pour les nettoyer en profondeur, plongez-les dans le lavabo rempli d'eau chaude à laquelle vous aurez ajouté trois cuillerées à soupe de bicarbonate et une d'eau de Javel. Laissez-les tremper, puis rincez-les à l'eau chaude : ils seront comme neufs ! ATTENTION AUX PEIGNES ET BROSSES EN PLASTIQUE QUI RISQUERAIENT DE FONDRE DANS DE L'EAU TROP CHAUDE ! ! !

Pieds

Le bicarbonate est un cadeau pour les pieds fatigués par une longue journée de travail debout: un bain de pieds chaud additionné de deux cuillerées à soupe de bicarbonate et il n'y paraîtra plus. Ils en sortiront désodorisés et adoucis. À ce propos, si vous souffrez d'odeurs déplaisantes des pieds en été ou s'ils ont tendance à vous démanger avec la transpiration, un bon moyen d'y pallier est de les saupoudrer d'un peu de bicarbonate avant de mettre chaussettes ou collants. L'effet va se prolonger tout au long de la journée. Vous pouvez aussi en mettre un peu à l'intérieur de vos chaussures qui ne retiendront plus d'odeur déplaisante.

Callosités

Frottez-les avec une pâte de bicarbonate et d'eau ; cela favorise la suppression des cellules mortes et assouplit la peau.

Protections féminines

Lors des règles, pensez à saupoudrer légèrement de

bicarbonate vos tampons ou protections : cela réduit le risque d'irritations et déodorise en même temps.

Faites de même si vous utilisez des protections contre les fuites urinaires.

Pour accentuer l'effet déodorant, saupoudrez de bicarbonate l'intérieur d'un panty que vous porterez toute la journée avec plus d'assurance.

Savon pour les mains

Lavez des mains très sales, ou « parfumées » à l'ail, l'oignon ou au poisson que vous venez de préparer, avec une pâte de bicarbonate et d'eau (trois parts de bicarbonate pour une part d'eau). Ou plus simplement, prenez une petite poignée de bicarbonate dans vos mains mouillées et frottez-les vigoureusement. Ce lavage neutralisera en outre toute odeur. On peut aussi remplacer l'eau par du savon liquide dans les mêmes proportions.

Taches de peinture ou de marker sur la peau

Pour les faire partir facilement, mouillez-vous les mains, versez-y du bicarbonate et frottez-vous. Cette pâte vous laissera les mains toutes propres.

Toilette express

Pas même le temps de prendre une douche ? Si vous disposez de bicarbonate, il peut arranger ça ! Dans un lavabo ou une bassine à demi remplie d'eau, ajoutez quelques cuillerées à soupe de bicarbonate. Mouillez un gant de toilette (ou autre) et passez-vous-le partout sur le corps. Effet fraîcheur express garanti ! Ce truc est très utile en voyage.

Transpiration

En été ou si vous faites du sport, pensez à vous passer un peu de bicarbonate sur tout le corps avant de vous habiller : vous vous sentirez frais toute la journée. Mettez-en aussi sous les aisselles et sur les pieds.

Yeux, vue

Yeux irrités

Vous avez les yeux irrités, que la cause en soit une allergie ou l'usage de certains cosmétiques ? Rincez-vous bien les yeux avec de l'eau chaude additionnée de bicarbonate. Cela peut piquer dans certains cas, mais le soulagement vient vite.

Lunettes

Pour bien nettoyer vos lunettes – en douceur –, saupoudrez-les de bicarbonate au dessus du lavabo, frottez doucement les verres avec vos doigts humides. Puis rincez à fond sous le robinet et séchez soigneusement avec un tissu doux.

Le Bicarbonate **Maison**

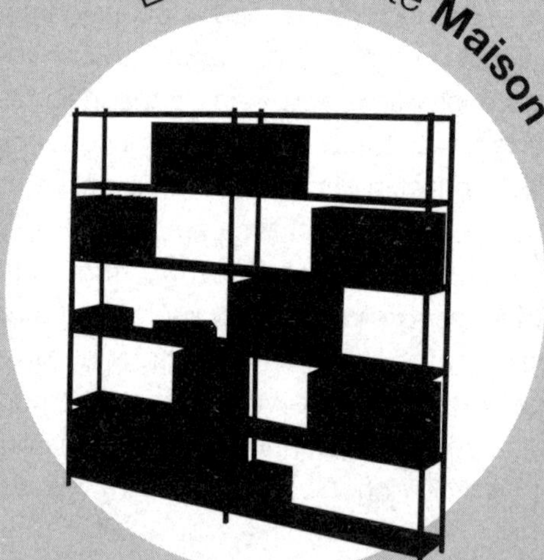

CHAPITRE 4

LE BICARBONATE MAISON

Dans une maison, le bicarbonate de sodium est irremplaçable ! Produit aux mille usages, il assure le bien-être et la propreté de votre maison qu'il désodorise et rafraîchit. C'est un abrasif doux, non inflammable et aux propriétés fongistatiques fort appréciables quand on veut lutter contre la formation de moisissures dans sa maison. Dans la cuisine, c'est certainement le produit nettoyant le plus économique et efficace qui soit et bientôt, vous n'en utiliserez plus d'autres. Il va vous permettre de nettoyer et désodoriser votre poubelle, rafraîchir votre frigo et votre micro-ondes (encore qu'il serait préférable que vous vous passiez de ce type de four !), aider au bon fonctionnement de votre lave-vaisselle, lutter contre la corrosion acide de vos canalisations... Sans compter qu'il peut ajouter en outre de la saveur à vos mets les plus raffinés ! Vous l'emploierez aussi bien pour faire briller votre argenterie que votre service en porcelaine et vos verres. Sans oublier casseroles, marmites et toute votre vaisselle qu'il va dégraisser rapidement et de manière écologique. Excellent antirouille, il va aussi laver vos sols et vos murs ! Que demander de plus...

Voici quelques exemples d'utilisation courante.

ENTRETIEN DE LA MAISON

Substance « tampon », il a pour particularité de maintenir son propre pH même après l'ajout de quantités modérées d'acides ou de bases fortes. Son « pouvoir » en tant qu'absorbeur d'odeur s'explique par cet effet « tampon ». En effet, la plupart des odeurs désagréables sont générées par des substances acides ou fortement basiques produites par les bactéries. Le bicarbonate rééquilibre ces excès, dans un sens ou dans l'autre, par une action chimique. À la différence de la plupart des produits proposés dans le commerce, il ne masque pas les odeurs : il en prévient la formation ou neutralise celles déjà existantes.

Le bicarbonate étant soluble dans l'eau, ses cristaux se dissolvent avant de risquer d'endommager les surfaces sur lesquelles il est appliqué, ce qui en fait un agent nettoyant efficace, mais sans agressivité.

Absorbeur d'humidité

Placez aux endroits humides que vous souhaitez protéger un récipient rempli de bicarbonate : abri de jardin, pièces humides, réserves, garage, etc. N'oubliez pas de le remplacer une fois tous les trois mois en moyenne. Ne jetez pas l'ancien bicarbonate : utilisez-le pour le nettoyage, il conviendra encore parfaitement et ce recyclage sera une économie supplémentaire.

Absorbeur d'odeurs

C'est là l'usage le plus courant – à part celui de poudre à lever. Versez du bicarbonate dans un récipient ouvert et placez-le dans votre réfrigérateur, sous l'évier, dans vos placards de cuisine, vos armoires, dressing, votre grenier, meuble à chaussures et même sur le dessus des meubles, sans oublier d'en disposer près du bac de votre chat. Pensez aussi à en placer une coupelle ou une petite boîte ouverte dans le garage, la cave et le local à poubelle.

Des sachets dans de vieux collants !

Recyclez de vieux collants pour en faire rapidement des sachets dans lesquels vous verserez du bicarbonate ; il suffit de les nouer aux extrémités pour les fermer, puis suspendez-les où bon vous semble. Le bicarbonate va absorber les odeurs déplaisantes au fur et à mesure de leur émission pendant trois à six mois. Il vous suffit alors de le changer pour rafraîchir l'atmosphère de votre maison (dans ce cas, ne le jetez pas : profitez-en pour le verser dans vos canalisations qui vous en seront reconnaissantes !). Petit plus : il vous est aussi loisible d'ajouter au bicarbonate quelques gouttes d'huiles essentielles pour parfumer agréablement votre atmosphère.

Désodorisant maison

Facile à préparer et sans danger pour l'environnement, pensez à toujours disposer chez vous de cette préparation. Dans un vaporisateur, versez les ingrédients suivants :

- une cuillerée à café de bicarbonate de sodium,
- une cuillerée à soupe de vinaigre,
- deux verres d'eau.

Attendez que ce mélange ait fini de mousser, replacez

la pompe et agitez pour bien mélanger. Il vous suffit de vaporiser pour obtenir une fraicheur immédiate.

PENSEZ À RECYCLER VOTRE BICARBONATE USAGÉ !

COMMENT ? TOUT SIMPLEMENT EN RÉUTILISANT CE BICARBONATE PLACÉ DANS DES COUPELLES OU SOUCOUPES DANS LE RÉFRIGÉRATEUR, SOUS L'ÉVIER, OU TOUT ENDROIT QUE VOUS VOULEZ DÉSODORISER. INUTILE DE LE JETER : IL RESTE EXCELLENT POUR LE NETTOYAGE DE VOS SURFACES, PLANS DE TRAVAIL, ÉVIERS ET SALLE DE BAINS, LESSIVE. CERTES, IL EST DÉCONSEILLÉ DE LE CONSOMMER OU DE L'UTILISER DANS VOS PRÉPARATIONS CULINAIRES AUXQUELLES IL RISQUE FORT DE TRANSMETTRE UN GOÛT DÉPLAISANT ! MAIS TOUS LES AUTRES USAGES CONVIENNENT ET VOUS ALLEZ AINSI EN ÉCONOMISER UNE BONNE QUANTITÉ EN LE RÉUTILISANT.

Argenterie

Préparez une pâte épaisse avec trois cuillerées à soupe de bicarbonate de sodium et une cuillerée à soupe d'eau. À l'aide d'une brosse à dents souple qui vous permet d'atteindre les moindres recoins et décorations, polissez votre argenterie avec cette pâte jusqu'à disparition des tâches d'oxydation. Puis rincez et séchez.

Pour redonner leur éclat aux bijoux et autres objets en argent

Doublez de papier d'aluminium les parois internes d'un récipient, remplissez-le d'eau chaude, ajoutez 2-3 cuillerées à soupe de bicarbonate de sodium et une cuillerée à soupe de gros sel par litre d'eau. Laissez tremper les objets et bijoux dans cette solution pendant une heure. Rincez et séchez avec un chiffon doux.

L'efficacité de cette technique est due à la réaction électrochimique entre l'aluminium et les sels d'argent. Ces derniers sont reconvertis en argent métallique alors que l'aluminium réagit en formant des sels (l'aluminium est oxydé).

ATTENTION : PENSEZ QUE, SUR LES OBJETS ANCIENS, IL N'EST PAS TOUJOURS RECOMMANDÉ DE PRATIQUER CETTE TECHNIQUE QUI VA TOUT FAIRE BRILLER EN SUPPRIMANT DU MÊME COUP LA PATINE DES ANS !

Aspirateur

Versez dans le sac à poussière de votre aspirateur un verre de bicarbonate, éventuellement additionné de quelques gouttes d'huile essentielle de lavande ou de citron. La prochaine fois que vous l'utiliserez, ce sera tellement plus agréable !

Assouplissant pour le linge

Pour un linge tout doux aux fibres souples, ajoutez à l'eau de rinçage une demi-tasse de bicarbonate.

Blanchiment pour la lessive

Ajoutez 125 g de bicarbonate dans l'eau de rinçage. Votre blanc sera éclatant.

Boiseries

Nettoyez toutes vos boiseries et objets en bois avec le mélange suivant :

- une tasse de vinaigre
- un quart de tasse de bicarbonate
- trois litres d'eau chaude

Utilisez une éponge ou un linge humide (essorez avant de commencer). Attendez quelques minutes, puis essuyez et séchez : les taches seront dissoutes. **En cas de surface particulièrement grasse,** ajoutez à la préparation une tasse d'ammoniac.

Marques de verre ou de vase sur des meubles en bois

Avec un chiffon doux, essayez de frotter en douceur avec un mélange à parties égales de dentifrice et de bicarbonate. Puis lustrez.

Canapé et fauteuil en cuir

Pour les désodoriser, les rafraîchir et raviver leurs couleurs : saupoudrez-les uniformément avec du bicarbonate, laissez agir pendant quelques minutes (ou quelques heures selon les besoins), puis passez l'aspirateur.

Entretien

Vous leur rendrez leur belle allure en les entretenant avec ce mélange : dans une tasse d'eau, ajoutez deux cuillerées à soupe de sel de mer, deux cuillerées à soupe de bicarbonate et une cuillerée à café de farine. Mélangez bien le tout et appliquez sur vos fauteuils et canapés. Essuyez à l'aide d'un chiffon sec. Ils seront comme neufs !

S'ils sont tachés

Nettoyez avec votre produit habituel, puis saupoudrez de bicarbonate. Laissez agir quelques minutes et aspirez.

ATTENTION : FAITES TOUJOURS UN ESSAI SUR UNE SURFACE NON VISIBLE AFIN DE TESTER LA RÉSISTANCE DES COULEURS.

Carrelage

Le bicarbonate est un abrasif doux capable d'attaquer la graisse, ce qui en fait un excellent produit pour le nettoyage des surfaces.

Effacer les traces de salissures et nettoyer

Ajoutez à un litre d'eau chaude une cuillerée à soupe de bicarbonate de sodium et deux de vinaigre blanc. Mélangez bien avant usage. Vos carrelages seront parfaitement nettoyés sans vilaines traces de savon !

En cas de carrelage ancien ou très sale

Munissez-vous d'une vieille brosse à dents et d'une pâte épaisse de bicarbonate et d'eau, puis frottez ! La brosse à dents permet d'atteindre les moindres interstices et votre carrelage va reprendre une nouvelle jeunesse.

Cendrier

Saupoudrez-le de bicarbonate pour éviter que votre maison n'empeste le tabac. Cela permet aussi d'éteindre ses cigarettes aisément. Renouvelez cette opération chaque fois que vous videz le cendrier.

Chaussures

Pour les désodoriser et supprimer toute trace d'humidité, saupoudrez l'intérieur d'un peu de bicarbonate et laissez agir toute la nuit. En plus de désodoriser, il rend l'intérieur des chaussures moins propice au développement de certains champignons et moisissures.

Chaussures en cuir

Frottez-les avec une pâte de bicarbonate et d'eau pour enlever les taches. Il ne reste qu'à les faire briller.

Marques noires sur les chaussures (ou tennis) blanches

Frottez-les avec un mélange de bicarbonate et de dentifrice. C'est radical !

Pour raviver des tennis défraîchies

Nettoyez-les avec un mélange de bicarbonate et de jus de citron, puis laissez-les sécher au soleil. Terminez par un coup de chiffon humide doux.

Chaussures en daim

Saupoudrez de bicarbonate, frottez avec une brosse à dents usagée, laissez sécher et brossez.

Crayon de couleur - marques sur les murs (sauf sur le papier peint) ou sur le sol

Passez sur les marques un peu de pâte de bicarbonate et d'eau en frottant légèrement, puis rincez à l'eau chaude. Les marques disparaîtront, y compris sur du lino. Sur du tissu, commencez par gommer la trace autant que possible, puis lavez le tissu à l'eau chaude avec un peu de détergent additionné de bicarbonate. Généralement, cela suffit à supprimer toute trace de crayon de couleur.

Cuir (entretien)

Pour effacer les traces de toute nature sur vos chaussures, veste de cuir, portefeuille et sacs, traitez-les avec une pâte composée de bicarbonate et de vinaigre. Ce dernier va ramollir le cuir, tandis que le bicarbonate va le nettoyer.

Cuivres

Voici une recette efficace pour vos cuivres : préparez

une pâte composée de deux cuillerées à soupe de farine, une cuillerée à soupe de sel, une cuillerée à soupe de bicarbonate et assez de vinaigre pour en faire une pâte épaisse. Appliquez ce mélange à l'aide d'un chiffon doux, laissez sécher, puis essuyez !

Daim (chaussures, vêtements)

Pour les entretenir sans les abîmer, saupoudrez-les de bicarbonate et brossez-les avec une brosse spéciale.

Débouchage de la plomberie

En cas de bouchon

Versez directement dans le siphon un verre de bicarbonate, un verre de sel, puis un verre de vinaigre blanc et laissez reposer au moins une heure. Si nécessaire, remuez les dépôts avec une ventouse. Puis versez de l'eau bouillante en utilisant encore la ventouse en cas de besoin.

Préventivement

Mélangez un verre de sel fin et un verre de bicarbonate, ajoutez deux verres d'eau et conservez dans un récipient hermétique. Versez une fois par semaine l'équivalent de deux bouchons doseurs de cette préparation dans les tuyauteries, puis ajoutez un peu d'eau bouillante additionnée de vinaigre blanc. Traitez ainsi vos évier, lavabo, baignoire et douche pour éviter tout engorgement.

Désinfectant naturel pour toute la maison

En quelques instants et pour un coût minime, vous allez pouvoir préparer un produit de nettoyage maison aux précieuses vertus désinfectantes. Utilisez pour cela un simple vaporisateur dans lequel vous mettrez :

- Bicarbonate de sodium : 3 cuillerées à soupe
- Vinaigre blanc : 3 cuillerées à soupe
- Huile essentielle de thym : 3 cuillerées à soupe.

Vaporisez avec ce mélange vos surfaces, votre lave-linge, lave-vaisselle, l'intérieur de votre réfrigérateur, etc.

Désodorisant maison

Simple à préparer et à utiliser, il est en outre inoffensif pour l'environnement. Dans un vaporisateur, ajoutez :

- Bicarbonate de sodium : 1 cuillerée à soupe
- Vinaigre blanc : 1 cuillerée à soupe
- 2 verres d'eau.

Attendez que le mélange ait fini de mousser, replacez la pompe et mélangez bien. Fraîcheur garantie !

Détergent liquide

Ce produit à usages multiples vous rendra de grands services en nettoyant et désinfectant votre maison, de la cuisine à la salle de bains et les toilettes.

Préparation

Elle s'effectue en deux temps. En premier lieu, versez dans un bidon deux ou trois cuillerées à soupe de bicarbonate de sodium et deux litres d'eau chaude. Séparément, ajoutez dans un verre de vinaigre blanc deux ou trois cuillerées à soupe d'huiles essentielles choisies parmi les suivantes connues pour leurs vertus bactéricides : par exemple une demi-cuillerée à soupe de cannelle, de citron, d'eucalyptus, de pin, de tea tree, de thym. Versez ce mélange dans le bidon et mélangez. Il faut laisser reposer cette préparation quelques jours pour que le mélange soit homogène. Mélangez de temps en temps durant ce temps de repos.

Utilisation

Pour nettoyer et désinfecter la cuisine et la salle de bains ; dans les toilettes ; pour désodoriser et désinfecter les poubelles ; dans les siphons à raison de quelques gouttes, etc.

Détergent crème

Vous pouvez aussi préparer vous-même ce produit multi-usage efficace et bon marché dont vous ferez un usage quotidien, surtout pour l'entretien des baignoires, éviers, etc. Pour cela, mélangez quatre cuillerées à soupe de bicarbonate et deux cuillerées à soupe de cristaux de soude à du savon liquide jusqu'à faire une mixture crémeuse. Surtout bien mélanger avant de mettre dans un flaconnage ménager équipé d'un embout distributeur.

Fenêtres

Rien de plus rapide que de laver ses fenêtres à l'aide d'un chiffon humide saupoudré de bicarbonate !

Fenêtres en aluminium

Utilisez un vaporisateur que vous remplirez d'un mélange de bicarbonate et de vinaigre. Rincez à l'aide d'un chiffon humide et vous verrez vos vitres et les montants de vos fenêtres en alu briller d'un nouvel éclat. Vous pouvez remplacer le vinaigre par du jus de citron, ou vous contenter de les frotter avec une éponge humide saupoudrée de bicarbonate. Ensuite, n'oubliez pas de rincer et d'essuyer.

Stores

Vos stores peuvent aussi bénéficier de ce traitement : lavez-les à l'aide d'eau chaude additionnée de bicarbonate.

Fer à repasser

Frottez-en la semelle avec une pâte épaisse de bicarbonate et d'eau s'il est encrassé et entartré. Pour nettoyer les trous par lesquels s'échappe la vapeur, utilisez un coton-tige trempé dans de l'eau ou du vinaigre, puis du bicarbonate. Séchez bien la semelle.

Feu de cheminée

Ayez toujours une boîte de bicarbonate à proximité de la cheminée ou du poêle à bois. En cas de début de feu de cheminée, jetez-en sur les flammes : cela va faire baisser la température et, avec un peu de chance, l'éteindre.

Fissures, craquelures

Les petites fissures dans du plâtre peuvent être bouchées avec du bicarbonate. Pour une meilleure tenue de votre réparation, mélangez le bicarbonate avec de la colle.

Fumée, suie

Ces vilaines traces noires peuvent s'essuyer à l'éponge trempée dans une solution concentrée de bicarbonate et d'eau. Nettoyez aussi les briques de votre cheminée de cette façon.

Humidité

En plus d'absorber – ou même détruire – les odeurs,

le bicarbonate absorbe aussi l'humidité, ce qui représente une aide appréciable pour limiter le développement des moisissures.

Insectes rampants (fourmis, araignées, etc.)

Un truc simple et efficace : mélangez à parts égales du bicarbonate et du sucre glace. Versez dans un récipient où elles puissent pénétrer sans pouvoir en ressortir. Elles vont se délecter du mélange et gonfler, ce qui les empêchera de sortir par où elles sont entrées. Ensuite, à vous de décider de leur sort. Quant aux cafards, il suffit de mettre ce mélange à leur disposition sur une soucoupe : ils vont s'en délecter, mais cela va les tuer en trois ou quatre jours. Et comme ils sont cannibales, vous n'aurez guère de cadavres à ramasser !

ATTENTION : TENEZ CE TRAITEMENT HORS DE PORTÉE DES ENFANTS ET DE VOS ANIMAUX DOMESTIQUES !

Pour simplement décourager les fourmis d'envahir votre cuisine, saupoudrez du bicarbonate sur leur passage. Quant aux cafards, vous pouvez les dissuader d'entrer chez vous en saupoudrant du bicarbonate le long des murs extérieurs de votre maison, des arrivées d'eau et des robinets.

Lessive

Le bicarbonate de sodium augmente l'efficacité de la lessive grâce à sa capacité à optimiser le pH de l'eau, il neutralise les odeurs et prévient la formation de tartre. En effet, l'augmentation du pH de l'eau de lavage augmente la répulsion entre les fibres et la saleté, ce qui favorise le décrochage des impuretés. Ajouté au cycle de rinçage, il supprime les mauvaises odeurs et prévient le dépôt du calcaire dans les tissus. Sa douceur en fait la solution idéale pour tous les linges, les sous-vêtements et les draps, en particulier ceux des petits enfants sujets à des odeurs persistantes. Ajoutez pour cela une cuillerée à soupe de bicarbonate au cycle de lavage ou de prélavage de votre machine.

TESTEZ SUR UN ENDROIT CACHÉ AVANT UTILISATION SUR UN VÊTEMENT FRAGILE POUR VÉRIFIER LA TENUE DES COULEURS.

Rinçage

Ajouté à la phase de rinçage, le bicarbonate élimine toute odeur du linge. En outre, il l'adoucit et rend inutile l'addition d'un assouplissant.

Raviver les couleurs (y compris le blanc)

Ajoutez simplement un demi-verre de bicarbonate à votre lessive.

Blanchir des vêtements

Un truc simple et efficace consiste à les laver avec un mélange à parts égales de bicarbonate et de jus de citron que l'on ajoute à l'eau de lavage (en général, un verre de chaque suffit). Puis suspendez-les au soleil.

Des chaussettes vraiment blanches

Ajoutez à l'eau de lavage un verre de bicarbonate, un verre de vinaigre et un verre de jus de citron, puis mettez-les à sécher au soleil.

Vêtements de sport, équipement sportif

Ajoutez une cuillerée à soupe de bicarbonate au cycle de lavage pour les désodoriser. Quand vous rentrez de la piscine, mettez à tremper maillot de bain et serviettes dans de l'eau chaude additionnée d'une cuillerée à soupe de bicarbonate.

Vêtements de bébé, langes, draps

Pour éviter toute irritation due à la lessive, ajoutez-y un verre de bicarbonate. Ce qui va en outre les désodoriser.

ATTENTION : NE PAS UTILISER SUR LA LAINE ET LA SOIE !

Linoléum

Lavez vos linos avec de l'eau bicarbonatée. En cas de taches de marker ou autre crayon, utilisez une pâte d'eau et de bicarbonate. S'il s'agit de taches d'encre, appliquez-y de la pâte de bicarbonate assez sèche, laissez reposer quelques heures, puis enlevez et frottez l'endroit avec du bicarbonate sec.

Liquide vaisselle

Pour fabriquer un litre de ce produit indispensable, mélangez deux cuillerées à café de bicarbonate de sodium, quatre cuillerées à soupe de savon noir ou de savon liquide et une dizaine de gouttes d'huile essentielle de votre choix (lavande, pin, citron…). Complétez avec de l'eau et agitez avant utilisation.

Lits

Pensez à saupoudrer votre matelas d'un peu de bicarbonate avant de remettre les draps ; cela vous assurera confort et préviendra toute odeur déplaisante.

Livres qui ont pris l'humidité

Il vous est probablement déjà arrivé cette mésaventure : vous renversez votre café sur le livre que vous êtes en train de lire ou, pire, sur un travail en cours ? L'un de vos vieux livres préférés est en train de s'abîmer et les pages moisissent ? Voici un truc tout simple qui m'a déjà rendu de grands services : il suffit de répandre un peu de bicarbonate de sodium entre les pages qui ont pris l'humidité et de laisser un peu reposer, puis de tout simplement feuilleter le livre, ce qui permettra d'éliminer le bicarbonate.

Marbre, ardoise

Pour les détacher, employez une pâte composée de bicarbonate, de jus de citron et d'eau, frottez, puis rincez et séchez.

Meubles peints en blanc

Passez une éponge humide avec un peu de bicarbonate sur vos meubles ternis et ils retrouveront leur éclat.

Moquette

Vous posez une nouvelle moquette ? Pensez à saupoudrer le sol de bicarbonate de sodium avant et après la pose : cela ne nuira en rien à votre moquette, mais vous protégera des odeurs et des moisissures pendant longtemps. S'il arrive que l'on renverse du liquide sur cette jolie moquette, pensez encore au bicarbonate : absorbez le maximum de liquide avec un essuie-tout et saupoudrez la tache. Pour la nettoyer et raviver les couleurs, saupoudrez uniformément de bicarbonate, laissez agir de quinze minutes à toute la nuit, puis passez l'aspirateur.

Un enfant a vomi sur la moquette ? Pas de souci ! Appliquez un peu de pâte de bicarbonate et d'eau, laissez sécher et passez l'aspirateur : plus de tache, pas la moindre odeur !

ATTENTION : FAITES TOUJOURS UN ESSAI SUR UNE SURFACE NON VISIBLE POUR TESTER LA RÉSISTANCE DES COULEURS !

Neige et verglas

Le bicarbonate peut remplacer le sel pour faire fondre la neige et la glace devant votre entrée ou sur votre terrasse. À propos de neige, saviez-vous qu'il vous est aisé de fabriquer de la neige artificielle en saupoudrant tout simplement du bicarbonate sur et sous le sapin de Noël ? Ou encore d'en mettre sur le rebord de vos fenêtres pour parfaire l'illusion ?

Nettoyant polyvalent

Vous allez utiliser dans toute la maison cette simple préparation bon marché composée d'un litre d'eau additionnée de quatre cuillerées à café de bicarbonate et d'un demi-verre de vinaigre. Remplissez un vaporisateur de ce mélange que vous pourrez utiliser sur vos plan de travail, table de cuisson, réfrigérateur, rebord de fenêtre, vitres, salle de bains, etc., et même sur les sols. Et souvenez-vous que le vinaigre est aussi un excellent désinfectant !

Odeurs

Le bicarbonate détruit les odeurs : c'est là son usage le plus courant – à part celui de poudre à lever – et il ne se contente pas de les absorber ou de les masquer ! Versez du bicarbonate dans un récipient ouvert et placez-le dans votre réfrigérateur, vos placards de cuisine, vos armoires, dressing, votre grenier et même sur le dessus des meubles, sans oublier d'en disposer près du bac de votre chat. Un truc utile : vous pouvez aussi utiliser de vieux collants pour en faire rapidement des sachets dans lesquels vous verserez du bicarbonate ; il suffit de les nouer aux extrémités pour les fermer, puis de les suspendre où bon vous semble. Le bicarbonate absorbe les odeurs déplaisantes au fur et à mesure de leur émission pendant trois à six mois. Il vous suffit alors de le changer pour rafraîchir l'atmosphère de votre maison (dans ce cas, ne le jetez pas : profitez-en pour le verser dans vos canalisations qui vous en seront reconnaissantes !). Il vous est aussi loisible d'ajouter au bicarbonate quelques gouttes d'huiles essentielles pour en outre parfumer votre atmosphère agréablement et de manière naturelle.

Odeur de tabac

Vous avez séjourné dans un lieu enfumé et vos vêtements empestent ? Rincez-les dans de l'eau additionnée d'une bonne dose de bicarbonate. Si vous ne pouvez pas les laver, saupoudrez-les de bicarbonate et brossez-les.

Ordinateur

Pour nettoyer le clavier de votre ordinateur, frottez-le avec un mélange de bicarbonate et de vinaigre afin de dissoudre toute trace de gras.

Oreillers

Vous avez tendance à transpirer la nuit et vos oreillers gardent une odeur déplaisante même après avoir lavé la taie ? Glissez un peu de bicarbonate à l'intérieur avant de la remettre en place.

Paillasson

Brossez l'endroit, puis saupoudrez du bicarbonate sur le paillasson. La pluie terminera le travail en faisant partir toutes les saletés.

Panier à linge

Pour prévenir toute odeur et éviter les moisissures, saupoudrez un peu de bicarbonate au fond de votre panier chaque fois que vous le videz.

Plan de travail

Mouillez avec de l'eau, saupoudrez de bicarbonate et frottez avec un essuie-tout humide ou une éponge. Votre plan de travail retrouvera sa propreté, sa couleur et son éclat !

Plastique

L'odeur de plastique ne résiste pas au lavage avec du bicarbonate.

Ruban adhésif, vignettes autocollantes

Pour vous en débarrasser, appliquez-y une pâte de bicarbonate et d'eau qui va ramollir la colle. Il sera facile ensuite de les enlever.

Sac de plage ou de piscine

Pour éviter les odeurs tenaces, mettez un peu de bicarbonate au fond du sac entre chaque utilisation ; il absorbera aussi les restes d'humidité.

Saleté tenace

Le remède est simple : lavez avec un linge humide saupoudré de bicarbonate. Cela va dissoudre les graisses et laisser une ambiance de fraîcheur dans toute votre maison.

Serpillières

Une fois rincées, faites-les tremper quelques minutes dans de l'eau additionnée de bicarbonate pour supprimer toute odeur résiduelle. Dose conseillée : quatre cuillerées à soupe par litre d'eau.

Taches

Avant lavage, appliquez une pâte épaisse de bicarbonate et d'eau chaude : comptez quatre cuillerées à soupe de bicarbonate pour deux cuillerées à soupe d'eau chaude. Frottez l'endroit taché avec cette pâte et mettez à la lessive.

Cols de chemise

Appliquez cette même pâte sur les cols de chemise et frottez. Au moment du lavage, frottez encore avec un peu de vinaigre blanc.

Taches acides (urine, vomi, produits ménagers, etc.)

Rincez à l'eau claire, sitôt que possible, puis saupoudrez-les de bicarbonate pour les neutraliser avant de les mettre à la lessive.

Taches, auréoles de transpiration

Frottez avec la pâte de bicarbonate et d'eau indiquée précédemment et mettez à la lessive. Si les taches résistent, laissez agir la pâte pendant quelques heures avant lavage.

Taches d'encre et de stylo-bille

Essayez de frotter la tache avec un mélange de bicarbonate et de vinaigre. Une vieille brosse à dents rend pour cela bien des services. Rincez à l'eau claire.

ATTENTION : IL EST PRÉFÉRABLE DE TOUJOURS TESTER LA PROCÉDURE SUR UN ENDROIT PEU VISIBLE POUR S'ASSURER QUE CELA NE VA PAS DÉCOLORER LE TISSU.

Taches de stylo-bille sur du cuir

Versez simplement du bicarbonate et laissez agir jusqu'à ce que l'encre soit absorbée, puis brossez.

Taches de gras

Sur un vêtement ou du tissu, appliquez une pâte composée de deux cuillerées à soupe de bicarbonate, une cuillerée à soupe de crème de tartre et un peu d'eau. Frottez, puis lavez.

Sur un vêtement en polyester, saupoudrez juste de bicarbonate et frottez, puis brossez.

Taches de moisissures

Frottez les taches avec une éponge humide saupoudrée de bicarbonate de sodium, puis rincez à l'eau vinaigrée.

Taches de fruits, de vin

Versez dessus du bicarbonate, sitôt que possible. Si cela vous est possible, étirez l'endroit taché sur un récipient (bol, casserole) et versez dessus de l'eau bouillante, ce qui devrait vous débarrasser de la tache.

Taches de sang

Le meilleur moyen de les dissoudre est de laisser tremper quelques heures le vêtement dans de l'eau froide additionnée d'un verre de vinaigre et d'un verre de bicarbonate. Les taches partiront aisément. Si elles résistent, frottez-les avec du bicarbonate puis, si nécessaire, complétez par une application d'eau oxygénée si le tissu le supporte.

ATTENTION : IL NE FAUT JAMAIS FAIRE TREMPER UN VÊTEMENT TACHÉ DE SANG DANS DE L'EAU CHAUDE : CELA FIXERAIT LES TACHES !

Tapis

Le bicarbonate convient bien à leur nettoyage, mais il est prudent de tester auparavant un endroit caché pour s'assurer de la tenue des couleurs.

- Ajoutez une tasse de bicarbonate à l'eau de la shampouineuse.

- **En cas de tache,** mouillez-la légèrement et aspergez-la d'un peu de bicarbonate, laissez agir, puis essuyez.

- **Tache de vin, tache de gras** : saupoudrez la tache aussitôt que possible avec du bicarbonate ou du sel. Faites-le pénétrer en tamponnant un peu. Attendez que la tache ait bien été absorbée avant de passer l'aspirateur.

- **Vomi** : ce n'est déjà pas drôle à nettoyer, mais s'il reste en plus l'odeur, c'est encore pire ! Enlevez ce que vous pouvez, puis saupoudrez généreusement l'endroit de bicarbonate. Grattez ce qui reste en allant de l'extérieur vers l'intérieur ; utilisez une éponge grattante que vous rincez régulièrement dans de l'eau chaude. Quand vous avez terminé, épongez l'humidité avec de l'essuie-tout, puis saupoudrez de bicarbonate et laissez sécher avant de passer l'aspirateur.

- **Souvenez-vous que le bicarbonate neutralise les acides, quels qu'ils soient.** Utilisez-le en cas de petit accident tel que : pipi du chien ou du chat, produit ménager acide renversé, etc. Commencez par laver à l'eau, autant que possible, puis neutralisez avec du bicarbonate.

- **Une fois par mois,** pensez à saupoudrer vos tapis le soir avec du bicarbonate et laissez reposer toute la nuit. Le lendemain matin, passez l'aspirateur.

- **Pour éviter les problèmes de puces,** aspergez votre tapis de bicarbonate auquel vous ajoutez quelques gouttes d'huile essentielle de romarin ou de citronnelle, puis passez l'aspirateur.

- **Pour les rafraîchir rapidement et à moindre effort,** mélangez un verre de bicarbonate avec un verre de farine de maïs. Saupoudrez-en votre tapis et laissez reposer toute la nuit. Le lendemain, passez simplement l'aspirateur. Pour l'entretien régulier, saupoudrez uniformément de bicarbonate, laissez agir un quart d'heure, puis passez l'aspirateur. ATTENTION : FAITES TOUJOURS UN ESSAI SUR UNE SURFACE NON VISIBLE POUR TESTER LA RÉSISTANCE DES COULEURS !

Traces de crayons, etc.

Frottez délicatement avec un peu de pâte de bicarbonate et d'eau appliquée à l'aide d'une éponge. Rincez et essuyez. Cette astuce s'applique aussi bien aux carrelages qu'à toute surface lavable.

Transpiration

Débarrassez-vous enfin de ces odeurs récalcitrantes sur les vêtements. L'alcalinité du bicarbonate permet de neutraliser l'acidité de la transpiration, ce qui permet de résoudre aisément votre problème. Humectez les zones salies et saupoudrez-y un peu de bicarbonate avant de les mettre dans le lave-linge.

Taches de transpiration

Pour les tissus fragiles, contentez-vous d'appliquer de l'eau additionnée de bicarbonate. Pour les taches rebelles ou les endroits décolorés : appliquez-y une pâte faite de vinaigre et de bicarbonate et laissez reposer quelques heures avant de laver.

Verres et autres objets en cristal taillé

Pour les entretenir rapidement et efficacement, essuyez-les à l'aide d'un chiffon humide saupoudré de bicarbonate. Puis rincez-les et faites briller avec un chiffon doux.

Vêtements

Saupoudrez de bicarbonate vos valises après usage : vous les retrouverez toutes fraîches. Placez dans vos armoires des sachets de bicarbonate pour tout désodoriser. Ajoutez des sachets de lavande – séparément – pour parfumer et éloigner les mites. Mettez-en aussi dans vos housses à vêtements.

Vomissures

Ce petit accident déplaisant sera vite oublié en saupoudrant du bicarbonate pour absorber l'odeur, puis du sel pour faire remonter le liquide de la moquette ou du tapis. Passez ensuite l'aspirateur. Renouvelez la procédure si nécessaire. Lavez un vêtement sali avec de l'eau additionnée de vinaigre et de bicarbonate.

DANS LA SALLE DE BAINS

Outre le fait qu'il prévient l'accumulation de calcaire, le bicarbonate de sodium augmente l'efficacité de votre lessive. Et si vous l'ajoutez au rinçage, il élimine toutes les odeurs du linge. Le bicarbonate crée un environnement défavorable au développement des moisissures, ce qui est précieux dans une salle de bains. Ajoutez-le à l'eau de votre bain et il vous laissera une peau toute douce !

Baignoire

Prenez l'habitude d'ajouter du bicarbonate à l'eau de votre bain (ne serait-ce que deux cuillerées à soupe) : cela va rendre votre peau toute douce … et rincez ensuite la baignoire avec la douche. Le nettoyage en sera facilité.

Nettoyer et assainir

- Nettoyez votre baignoire avec une pâte faite de bicarbonate et de vinaigre : cela évite les moisissures, dissout les restes de savon et assure propreté et fraîcheur.

- Ou plus simplement, saupoudrez abondamment de bicarbonate la baignoire et le bac à douche, et frottez les surfaces avec une éponge humide, puis rincez et essuyez.

- Autre formule pour une baignoire éblouissante : imbibez bien de vinaigre un vieux gant de toilette, saupoudrez la baignoire de bicarbonate et frottez-la avec le gant. Aucune trace n'y résiste ! rincez à fond et essuyez.

Traces de moisissures sur le tapis antiglisse

Saupoudrez-le de bicarbonate et laissez agir quelques minutes. Frottez avec une éponge, rincez et séchez.

Pensez aussi à disposer sous la baignoire une soucoupe remplie de bicarbonate pour absorber l'humidité et éviter les moisissures. On peut faire la même chose sous l'évier, ainsi que partout où l'on craint l'accumulation d'humidité.

Brosses à cheveux et peignes

Vous les nettoierez facilement en les faisant tremper quelques instants dans de l'eau chaude additionnée d'une cuillerée à soupe de bicarbonate. N'oubliez pas de rincer.

Brosses à dents

Un peu de bicarbonate au fond du verre dans lequel vous placez vos brosses à dents va absorber l'humidité et éviter les moisissures.

Déboucheur de lavabo et WC

Voir aussi **Canalisations.**

Versez deux verres de bicarbonate et deux verres de vinaigre blanc. La mousse ne représente qu'une émanation de gaz carbonique sans toxicité. Puis versez de l'eau bien chaude. Si nécessaire, utilisez une ventouse.

Dentier, appareil dentaire

Faites-le tremper le soir dans une solution d'eau chaude additionnée de bicarbonate. Ce dernier va dissoudre les particules alimentaires tout en neutralisant les odeurs. Si besoin, brossez avec une brosse à dents.

Déodorant de salle de bains

- Disposez du bicarbonate dans un joli récipient et placez-le derrière les toilettes ou sur le réservoir.
- Vous pouvez aussi mélanger du borax au bicarbonate, à parts égales. Placez ce mélange dans une boîte fermée simplement percée de trous.

Douche

Vous pouvez utiliser ce qui a été indiqué à **Baignoire**. Cependant, il y a encore quelques petits trucs utiles à connaître pour une cabine de douche impeccable.

Bac à douche

Inutile de rayer votre bac à force de lutter avec des produits corrosifs ! Taches, dépôts de calcaire et moisissures, tout disparaît aisément. Il suffit de tremper une éponge dans du bicarbonate et de frotter. Rincez et séchez.

Parois de la cabine

Vaporisez de vinaigre la surface et laissez agir quelques minutes. Puis passez une éponge saupoudrée de bicarbonate, rincez et séchez.

Pommeau entartré

Voici un truc très efficace. Prenez un petit sac en plastique solide d'environ un demi-litre de contenance. Versez-y une tasse de vinaigre et deux cuillerées à soupe de bicarbonate. Attachez-le aussitôt autour du pommeau de la douche en l'enrobant bien et en refermant hermétiquement. Il n'y a plus qu'à attendre une bonne heure que la réaction et les bulles aient terminé le travail à votre place. Puis rincez en ouvrant simplement l'eau : votre pommeau sera comme neuf !

Porte de la cabine de douche

Passez-y une éponge humide saupoudrée de bicarbonate, rincez et séchez.

Rideau de douche

Pour le laver et le désodoriser, frottez-le avec une éponge humide saupoudrée de bicarbonate, rincez, puis essuyez. Vous pouvez aussi le mettre au lave-linge en ajoutant du bicarbonate au cycle de lavage (délicat !). Ou encore, lavez-les dans une eau additionnée de bicarbonate et de vinaigre.

Joints

On obtient de bons résultats avec une pâte composée de bicarbonate de sodium et de vinaigre blanc.

Lave-linge, sèche-linge, lave-vaisselle

Versez-y du bicarbonate entre deux usages ou quand vous vous absentez pour quelques jours : cela évitera odeurs et moisissures. Vous pouvez faire de même pour votre sèche-linge et votre lave-vaisselle. Pour prévenir la formation de tartre, procédez une fois par mois au lavage à vide avec une demi-tasse de bicarbonate.

Marbre

Rendez l'aspect du neuf à vos marbres, même tachés ! Nettoyez-les avec une pâte de bicarbonate et de vinaigre blanc.

Nettoyant pour la salle de bains

Ayez toujours à portée de main dans votre salle de bains un vaporisateur rempli d'une préparation à base de bicarbonate spécialement adaptée au nettoyage de la salle de bains. Remplissez-le avec le nettoyant suivant :

- 3 cuillerées à soupe de bicarbonate de sodium
- ¼ de tasse d'ammoniac
- 2 tasses d'eau chaude.

ATTENTION : NE JAMAIS MÉLANGER EAU DE JAVEL ET AMMONIAC ! LE MÉLANGE DES DEUX PROVOQUERAIT DES ÉMANATIONS DANGEREUSES.

Nettoyant pour la salle de bains sans ammoniac

- 500 g de bicarbonate
- 4 cuillerées à soupe de liquide vaisselle
- 1 tasse d'eau chaude.

Mélangez bien et versez dans un vaporisateur.

Nettoyant pour le carrelage

- ¼ de tasse de bicarbonate
- ½ tasse de vinaigre blanc
- 1 tasse d'ammoniac
- 3 litres d'eau chaude.

Mélangez bien. Utilisez avec une éponge pour laver à fond vos carrelages de salle de bains.

Odeurs persistantes des baignoires, bacs à douche, lavabos

Versez dans le siphon une demi-tasse de bicarbonate, puis faites couler de l'eau chaude.

Sanitaires en porcelaine et robinets entartrés

Frottez-les une pâte composée de trois parties de bicarbonate et d'une part d'eau chaude. Utilisez un chiffon ou une vieille brosse pour les parties les plus tenaces. Pour encore en renforcer l'effet, vous pouvez ajouter à cette pâte du jus de citron ou du vinaigre blanc.

Toilettes

- **Pensez à nettoyer la cuvette** avec une pâte épaisse de bicarbonate et de vinaigre qui va en même temps tout désodoriser.
- **Entretenez-la** avec du bicarbonate et un peu seulement de votre désinfectant habituel.
- **Vous pouvez de même nettoyer l'extérieur et le rabat** avec du bicarbonate et un chiffon humide. Puis rincez avec un autre chiffon humide.
- **Une fois par mois,** versez dans le réservoir de vos toilettes un verre de bicarbonate et laissez agir toute la nuit ; elles en seront nettoyées et désodorisées. Cela permet aussi de contrôler le pH de la fosse septique, essentiel au bon développement des bactéries qui en assurent le fonctionnement. Utilisé régulièrement, le bicarbonate protège aussi votre fosse septique de la corrosion.
- Utilisez une pâte de bicarbonate et de vinaigre pour nettoyer à fond les taches anciennes. Brossez pendant la réaction.

DANS LA CUISINE

Argenterie

Abrasif doux, le bicarbonate fait merveille sur l'argenterie.

Pour la faire briller

Saupoudrez du bicarbonate sur un chiffon humide et frottez délicatement. Puis rincez et faites briller avec un chiffon doux. Vous pouvez aussi préparer une pâte épaisse avec trois cuillerées à soupe de bicarbonate de sodium, une cuillerée à soupe de sel et une cuillerée à soupe d'eau. Polissez votre argenterie avec cette pâte qui permet de traiter les moindres recoins et reliefs.

Bijoux en argent

Nettoyez vos bijoux en les frottant avec une pâte de bicarbonate et de liquide vaisselle. Pour atteindre les petits recoins, utilisez une vieille brosse à dents.

Pour leur redonner leur éclat

Tapissez les parois intérieures d'un récipient avec du papier aluminium ; remplissez-le d'eau chaude ; ajoutez quelques cuillerées à soupe de bicarbonate de sodium et une cuillerée à soupe de sel de cuisine par litre d'eau. Laissez tremper le bijou dans cette solution pendant une bonne heure. Puis rincez et séchez avec un chiffon doux. Il se produit une réaction électrochimique entre l'aluminium et les sels d'argent, lesquels sont reconvertis en argent métallique, tandis que l'aluminium réagit en formant des sels (l'aluminium est alors oxydé).[37]

Boîte en plastique

Leur nettoyage sera facilité par l'utilisation d'une pâte épaisse de bicarbonate de sodium et de vinaigre.

Brûleurs de plaque de cuisson, de cuisinière à gaz

S'ils sont très sales et, en partie, obstrués par des rési-

[37] Cette technique est tirée du document Solvay® *Le bicarbonate Solvay®*, Mille utilisations.

dus de cuisson, laissez-les tremper quelques minutes dans une casserole d'eau bouillante à laquelle vous aurez ajouté une tasse de bicarbonate de sodium.

Cafetière et théière

Il est conseillé d'ajouter une fois par semaine une petite quantité de bicarbonate de sodium à votre cafetière pour la garder propre et la désodoriser. De même, si elle est tachée, vous pourrez la récupérer en la frottant avec un mélange épais de bicarbonate et d'eau (ou éventuellement de vinaigre si elle se trouve très entartrée). Laissez sécher, puis rincez … et admirez le résultat ! Autre truc sympa pour enlever les taches: mettez dans la cafetière un demi-verre de bicarbonate avec quelques glaçons et remuez le tout.

Canalisations (cuisine, salle de bains)

Votre canalisation est bouchée ? Au lieu des produits chimiques toxiques usuels, essayez le bicarbonate de sodium : versez-y une tasse de bicarbonate, puis une tasse de vinaigre chaud ; laissez agir quelques minutes, puis ajoutez un litre d'eau bouillante. Renouvelez l'opération si nécessaire. Si de toute évidence votre canalisation est bouchée par de la graisse, versez-y une demi-tasse de bicarbonate et une demi-tasse de sel, puis deux tasses d'eau bouillante: le pétillement que vous allez entendre indique que le travail se fait bien ; laissez agir toute une nuit, puis rincez à l'eau bouillante. Pour éviter toute odeur et dissoudre les dépôts graisseux : versez-y régulièrement un mélange à parts égales de bicarbonate de sodium et de vinaigre (une tasse de chaque par canalisation). Vous pouvez aussi préparer à l'avance le mélange suivant qui servira plusieurs fois :

- 6 cuillerées à soupe de bicarbonate de sodium
- 15 cuillerées à soupe de sel
- 4 cuillerées à soupe de crème de tartre.

Mettez le tout dans un récipient hermétique, secouez pour bien mélanger. Il vous suffira de verser cinq cuillerées à soupe du mélange dans la canalisation, puis environ deux litres d'eau chaude. Laissez reposer quelques instants, puis rincez à l'eau claire. Répétez ce geste chaque semaine pour garder vos canalisations en parfait état.

Avant de partir en vacances

Pensez à verser du bicarbonate dans vos canalisations – évier, douche, lavabo, baignoire - et dans les toilettes.

Casseroles et poêles

Il est aisé de les débarrasser de leurs taches en les nettoyant avec une éponge sur laquelle on verse un peu de bicarbonate de sodium. L'action délicatement abrasive du bicarbonate et ses propriétés amollissantes rendront leur éclat à vos ustensiles et supprimeront les mauvaises odeurs. PAR CONTRE, ÉVITEZ D'EMPLOYER CETTE MÉTHODE SUR UN REVÊTEMENT ANTIADHÉSIF : CELA RISQUERAIT DE LE DÉTÉRIORER. On peut aussi utiliser le mélange suivant : dans un demi-litre d'eau, ajoutez un demi-verre d'eau de Javel et deux cuillerées à soupe de bicarbonate. Versez dans la poêle et portez à ébullition pendant quelques minutes. Puis rincez, séchez. Enduisez ensuite votre poêle d'un peu d'huile d'olive (ou autre).

Pour enlever sans effort les dépôts incrustés

Saupoudrez de bicarbonate les surfaces les plus sales, puis ajoutez de l'eau chaude. Laissez agir pendant au moins un quart d'heure, nettoyez, puis rincez.

Fond de casserole brûlé

Rien de plus simple que de faire partir ces dépôts malodorants sans passer la journée à gratter ! Versez-y deux cuillerées à soupe de bicarbonate de sodium, puis de l'eau bouillante. Laissez reposer une bonne heure. Il vous sera facile ensuite de tout faire disparaître, y compris la déplaisante odeur de brûlé. On peut aussi faire bouillir le tout pendant cinq minutes, puis laisser reposer toute une nuit : les résidus de cuisson se détacheront aisément avec une éponge ou une cuillère en bois. Puis lavez et rincez.

Citernes plastiques (par exemple réserve d'eau des caravanes)

Pour les désodoriser, versez une tasse de bicarbonate dans un litre d'eau chaude, laissez agir, puis rincez à fond.

Cocotte en fonte

Elles présentent des taches de rouille ? Enduisez-les avec une pâte épaisse composée de bicarbonate de sodium et de vinaigre, frottez-les avec un chiffon, puis rincez à l'eau bouillante. Pour faire partir les résidus alimentaires collés au fond, faites-y bouillir environ cinq minutes une tasse d'eau additionnée de deux cuillerées à soupe de bicarbonate de sodium ; puis frottez un peu avec un tampon doux pour détacher les aliments, rincez et séchez. Pour finir, enduisez-la d'un peu d'huile végétale.

Éponges et torchons

Pour les garder frais et propres, saupoudrez-les de bicarbonate après chaque usage. Pour les rénover en profondeur, faites-les tremper dans un mélange de vinaigre et de bicarbonate de sodium.

Évier

Vous venez tout juste de vous offrir un évier flambant neuf et vous voudriez bien qu'il garde longtemps son éclat ? Avec une éponge, appliquez une pâte composée de trois parts de bicarbonate de sodium et d'une part d'eau puis séchez-le et faites briller avec un chiffon. Vous conserverez longtemps le brillant de votre évier. La solubilité dans l'eau du bicarbonate explique qu'il ne raye pas les surfaces délicates. Cerise sur le gâteau : au rinçage, vous allez du même coup traiter votre canalisation.

Entretien quotidien

Les cristaux de bicarbonate ne sont pas assez durs pour rayer les surfaces délicates. Vous pouvez donc l'utiliser tous les jours sans souci pour nettoyer votre évier.

Évier en émail ou en inox

Frottez les surfaces avec une pâte composée de trois cuillerées à soupe de bicarbonate pour une cuillerée d'eau. Prenez-en un peu sur une éponge, nettoyez, rincez et essuyez.

Éviter les odeurs sous l'évier

Facile ! Il suffit d'y placer une boîte ouverte de bicarbonate que vous changerez tous les trois mois.

Four, micro-ondes

Essuyez-en l'intérieur avec une pâte à base d'eau et de bicarbonate de sodium. Il sera désodorisé du même coup. On peut aussi, s'il est très encrassé, utiliser une pâte de bicarbonate et de vinaigre qui résoudra rapidement votre problème, ou encore appliquer un peu de bicarbonate sur les taches les plus récalcitrantes et les frotter doucement à l'aide d'un tampon de laine d'acier. Rincez à fond et séchez.

Notez qu'un four se nettoie encore mieux s'il est encore tiède ! Et s'il y reste des odeurs tenaces, placez-y une coupelle contenant du bicarbonate que vous penserez à enlever avant de l'utiliser la prochaine fois !

Fourmis, blattes, poissons d'argent

Ces petits insectes indésirables raffoleront d'un mélange à parts égales de sucre roux et de bicarbonate… mais ils y succomberont !

Fourneau

Vous utilisez un fourneau et il se produit un début d'incendie ? N'hésitez pas à jeter sur le feu du bicarbonate pour l'éteindre. Attention quand même à ne pas vous brûler !

Friteuse

Pour la nettoyer à fond, commencez par enlever le maximum d'huile restante avec un essuie-tout. Puis saupoudrez l'intérieur de bicarbonate pour absorber ce qui reste d'huile et essuyez, de préférence avec un essuie-tout imprégné de vinaigre. Rincez à l'eau chaude savonneuse et séchez soigneusement : elle sera fin prête pour votre prochain usage.

Gants en caoutchouc

Un truc efficace et bien utile : quand vous avez fini d'utiliser vos gants, saupoudrez l'intérieur d'un peu de bicarbonate. Ils glisseront facilement quand vous les remettrez et cela va supprimer toute odeur désagréable.

Inox

Pour le nettoyer, frottez-le avec du bicarbonate humecté d'un peu de vinaigre.

Lave-vaisselle

Mieux laver

Pour augmenter les performances de votre produit habituel, ajoutez deux cuillerées à soupe de bicarbonate pendant le cycle de lavage.

Entretien

Une fois par mois, pensez à dégraisser et désodoriser votre lave-vaisselle en ajoutant 100 g de bicarbonate et en le faisant tourner à vide pendant la phase de rinçage.

Autre formule

Nettoyez-le et désodorisez-le en ajoutant à vide une tasse de bicarbonate de sodium, une tasse de vinaigre et de l'eau bouillante, puis activez la phase de rinçage. N'oubliez pas de nettoyer le filtre avec du bicarbonate ! Et si vous avez tendance à y accumuler de la vaisselle sale – ce qui ne manque pas de générer de déplaisantes odeurs, pensez à saupoudrer directement sur cette vaisselle une bonne quantité de bicarbonate et activez le cycle de prélavage. Ajoutez ensuite à votre produit habituel deux bonnes cuillerées à soupe de bicarbonate pendant le cycle de lavage.

Produit vaisselle maison

Vous pouvez réaliser vous-même votre produit pour lave-vaisselle en mélangeant simplement deux cuillerées à soupe de bicarbonate de sodium et deux cuillerées à soupe de borax.

Nappe en plastique

Pour vous débarrasser de cette odeur, faites simplement tremper la nappe pendant une nuit dans de l'eau additionnée de bicarbonate.

Planche à découper en bois

La vôtre sent l'ail ou l'oignon ? Il vous suffit de la frotter avec une pâte épaisse de bicarbonate et d'eau pour supprimer toute odeur. Laissez reposer cette pâte une quinzaine de minutes avant de la rincer. Autre solution : frottez la planche avec du bicarbonate, puis vaporisez du vinaigre blanc pur. Laissez reposer cinq minutes, puis rincez à l'eau claire. La réaction chimique provoque la formation de bulles et de mousse ! On peut aussi se contenter d'ajouter une ou deux cuillerées à soupe de bicarbonate à l'eau de vaisselle : cela permet de se débarrasser des résidus alimentaires et de neutraliser les odeurs.

Plans de travail, comptoirs

Pour les nettoyer à fond sans les user, préparez un mélange très fin de bicarbonate et d'eau et frottez avec un chiffon. Utilisez une pâte plus épaisse pour les taches tenaces. Que pourrait-on trouver de mieux pour nettoyer des surfaces qui sont quotidiennement au contact des aliments qu'un produit de qualité alimentaire qui, cerise sur le gâteau, protège aussi vos mains ?

Plaques de cuisson et dessus de cuisinière

Si elles sont très sales, mouillez toute la surface et saupoudrez de bicarbonate. Laissez agir une bonne demi-heure (ou même toute la nuit en cas de besoin), puis essuyez. Pour faire disparaître toute trace de nourriture et de graisse incrustée, saupoudrez simplement un peu de bicarbonate sur une éponge humide et nettoyez. Puis rincez à l'eau claire. Toute odeur aura disparu.

Plastique neuf

Pour neutraliser cette odeur sur vos ustensiles neufs, lavez-les avec une solution de bicarbonate et d'eau : trois cuillerées à soupe par litre d'eau.

Poêles et casseroles à revêtement antiadhésif

Pour ne pas les endommager tout en faisant quand même partir ces résidus qui n'auraient jamais dû s'y retrouver collés, faites-y bouillir une dizaine de minutes une tasse d'eau additionnée de deux cuillerées à soupe de bicarbonate et d'une demi-tasse de vinaigre. Lavez ensuite à l'eau chaude savonneuse, rincez et laissez sécher. Avant usage, enduisez d'un peu d'huile végétale.

Polissage des métaux

Appliquez du bicarbonate et frottez à l'aide d'une

brosse. Puis passez un chiffon doux. Si l'objet est très encrassé, ajoutez le bicarbonate à de la poudre de charbon de bois.

Poubelles

Pour vous débarrasser de toute odeur déplaisante, versez de la litière pour chat additionnée de bicarbonate de sodium au fond de vos poubelles ou de vos sacs-poubelles. **Autre possibilité :** Versez dans la poubelle vide une tasse de vinaigre additionnée d'une demi-tasse de bicarbonate que vous laisserez reposer au fond jusqu'à ce qu'elle soit pleine : elle en sera à la fois nettoyée et désodorisée. Plus simplement, vous pouvez aussi en saupoudrer vos containers.

Versez-en aussi directement dans le sac au fur et à mesure de son remplissage.

Poudre à récurer

Sans chlore irritant, écologique, elle est facile à préparer et économique. Mélangez dans un bocal 250 g de bicarbonate et 30 g de borax (que vous trouverez dans toutes les drogueries).

Récipients en verre et en plastique

Pour nettoyer des récipients ayant contenu de l'huile et du vinaigre, versez-y un peu de bicarbonate et agitez bien afin de permettre au produit de bien les absorber. Puis lavez et rincez.

Réfrigérateur, congélateur

Pour les nettoyer et les désodoriser, préparez la pâte

suivante : une tasse de bicarbonate de sodium, une demi-tasse de vinaigre et deux cuillerées à soupe de sel. Toutes les taches, même celles qui vous paraissent les plus irréductibles, vont disparaître, y compris les taches de moisissures.

La plupart des odeurs désagréables dans les réfrigérateurs et les congélateurs naissent de substances acides (comme le lait) ou basiques (comme le poisson). Le bicarbonate se combine avec les molécules de ces aliments présentes dans l'air (à l'origine des odeurs !) et les neutralise. Si le simple fait de déposer un peu de bicarbonate n'a pas suffi, cela signifie qu'il a besoin d'un grand nettoyage à l'intérieur effectué avec de l'eau chaude additionnée d'une bonne dose de bicarbonate (en moyenne deux cuillerées à soupe par litre). Rincez et essuyez. Taches et moisissures auront disparu et avec elles les odeurs. Vous pouvez aussi faire tremper les éléments plastiques dans une solution de bicarbonate pendant une bonne demi-heure. Dernier truc : si vous devez vous absenter plusieurs jours, disposez à l'intérieur des soucoupes remplies de bicarbonate ; à votre retour, votre réfrigérateur sentira le frais. Pensez aussi qu'une fois utilisé, ce bicarbonate peut encore vous servir de poudre à nettoyer !

Robots ménagers, toaster en chrome

Pour les nettoyer rapidement et à fond à l'intérieur, versez-y une tasse de bicarbonate et une tasse d'eau, puis mettez en marche quelques instants. Il vous suffira ensuite de simplement les passer sous de l'eau chaude pour que toute trace de gras ou autre disparaisse.

Ils retrouveront l'éclat du neuf si vous les frottez avec un peu de bicarbonate en poudre. Vous pouvez aussi les nettoyer avec une pâte composée de bicarbonate et d'eau, en terminant par un coup de chiffon humide.

Sac ou boîte à pain

Pour vous défaire définitivement de toute odeur de rassis ou de moisissure, il vous suffit de passer un chiffon enduit d'un peu de pâte de bicarbonate et d'eau. Vous remarquerez vite la différence.

Siphon de l'évier

Pour qu'il reste propre et sain, versez-y un demi-verre de bicarbonate de sodium, puis un demi-verre de vinaigre blanc. Laissez reposer une dizaine de minutes, puis faites couler de l'eau chaude abondamment. Pour éviter les mauvaises odeurs, versez une fois par semaine un verre de vinaigre blanc dans l'évier, le soir, et laissez reposer toute la nuit.

Taches d'eau calcaire

Enduisez vos robinets d'un peu de bicarbonate, puis essuyez-les avec un chiffon imprégné de vinaigre pur : ils brilleront comme jamais auparavant !

Taches d'encre de papier journal

Vous avez laissé du journal traîner sur votre plan de travail humide ? Qu'à cela ne tienne : un peu de pâte de bicarbonate et il n'y paraîtra plus.

Taches de café ou de thé

Elles partiront sans laisser de trace en les frottant avec une pâte de bicarbonate et d'eau. N'oubliez pas de bien rincer ensuite.

Taches de rouille

Préparez une pâte avec une demi-tasse de bicarbonate et un peu de dentifrice. Frottez les taches avec ce mélange très efficace sur la plupart des taches difficiles. On peut obtenir un résultat similaire en mélangeant du bicarbonate et du jus de citron. Toujours rincer à l'eau chaude ensuite !

Taches de vin sur la nappe ou la moquette

Ayez toujours du bicarbonate chez vous et ce petit accident courant sera vite oublié ! Absorbez au maximum le liquide en l'épongeant, puis saupoudrez dès que possible de bicarbonate : il va absorber ce qui reste d'humidité. Le sodium pour sa part va neutraliser la tache en grande partie.

Tampons de laine d'acier

Vous n'en faites que rarement usage et voilà que lorsque vous en avez besoin, vous les retrouvez tout rouillés ? Une fois utilisés, placez-les dans une boîte contenant du bicarbonate et vous les retrouverez impeccables.

Thermos

Pour laver et désodoriser votre thermos, remplissez-le d'eau additionnée de deux cuillerées à soupe de bicarbonate ; secouez bien la bouteille et laissez reposer toute la nuit. Rincez soigneusement.

Toute surface grasse

Dans un litre d'eau bien chaude, mélangez une cuillerée à café de bicarbonate de sodium et une autre de liquide vaisselle. Cela va dissoudre toutes les graisses.

Traces graisseuses sur les sols (surtout dans la cuisine)

Saupoudrez votre sol avec du bicarbonate, puis lavez. Toute trace de graisse va disparaître sans effort et surtout sans abîmer votre revêtement.

Traces noires sur vos sols

Frottez-les avec un peu de pâte de bicarbonate et d'eau sur un chiffon doux.

Traces de savon (dans la cuisine, la salle de bains ou le lave-linge)

Il suffit d'y appliquer le mélange bicarbonate et vinaigre pour tout voir disparaître.

Vaisselle

Vous souhaitez « doper » votre liquide vaisselle ? Ajoutez deux cuillerées à soupe de bicarbonate à votre eau de vaisselle chaude pour supprimer rapidement toute odeur et toute trace de gras de vos assiettes et de vos poêles. Quoi de mieux qu'un produit de qualité alimentaire pour nettoyer les surfaces qui sont quotidiennement au contact de la nourriture ? Vos mains aussi vous en sauront gré. Pour supprimer aisément les dépôts incrustés, saupoudrez un peu de bicarbonate sur une éponge et frottez. Rincez à l'eau chaude.

Verres

Pour supprimer toute trace inesthétique sur vos verres, frottez-les avec une fine pâte de bicarbonate, puis rincez-les à l'eau claire.

PRÉPARATIONS CULINAIRES

Eh oui ! le bicarbonate trouve aussi sa place sur vos étagères, à côté sur sel et du sucre. Vous le verrez d'ailleurs souvent mentionné dans vos livres de cuisine. Parmi ses principales vertus, il réduit le temps de cuisson des légumes, lave à fond fruits et légumes en les débarrassant des pesticides et autres produits chimiques, préserve leur couleur, neutralise l'acidité des tomates, attendrit la viande, réduit l'odeur du gibier, favorise la levée des pâtisseries, rend les boissons plus désaltérantes, vous permet de déguster un excellent cassoulet en palliant les inconvénients habituels et facilite même la digestion de plats trop riches en graisses.

La « dureté » de l'eau est proportionnelle à la quantité d'ions calcium et magnésium qu'elle contient. Une telle eau rince mal le savon et augmente le temps de cuisson des légumes. Un peu de bicarbonate ajouté à l'eau évite aux ions calcium de précipiter en carbonate de calcium (calcaire). Il en résulte une nette réduction des temps de cuisson, une moindre consommation de savon et autres détergents et une nette réduction de la formation des dépôts incrustés que l'on constate habituellement.

Quand il est mélangé à d'autres produits à tendance acide comme le lait, le vinaigre ou le jus de citron, le bicarbonate libère du gaz carbonique (CO_2) sous forme gazeuse. Il se produit le même phénomène quand le bicarbonate se trouve porté à des températures supérieures à 70° : le gaz qui se dégage se trouve en quelque sorte piégé par le gluten et le volume de la pâte augmente – on dit qu'elle « lève » ! C'est en raison de cette propriété que l'on peut utiliser le bicarbonate dans toutes sortes de préparations maison, ainsi qu'à la production industrielle de certains produits alimentaires (pains, viennoiseries, gâteaux). Il entre dans la composition des levures industrielles et de poudres effervescentes.

Voici juste quelques idées pour vous rafraîchir la mémoire.

Boisson énergisante

Facile à préparer, elle étanchera la soif au cours des activités sportives pour un prix de revient très raisonnable. Pressez un demi-litre d'agrumes (oranges, citrons, pamplemousses), ajoutez un demi-litre d'eau, une cuillerée à café de bicarbonate de sodium, une demi-cuillerée à café de sel de l'Himalaya (pour le sel et les minéraux colloïdaux[38]) et cinq cuillerées à café de sucre roux. Conservez au réfrigérateur cette boisson sans additif ni colorant artificiel que vous pourrez emporter avec vous en salle de sport. Vous pouvez aussi remplacer les jus de fruits par du thé glacé ou une tisane parfumée aux épices pour le même bénéfice, et même y ajouter du guarana en poudre si vous pratiquez un exercice intensif.

[38] Lire à ce sujet *Une santé de fer*, du même auteur aux Éditions Jouvence.

Boisson pétillante, désaltérante

...et pas trop acide : ajoutez une demi-cuillerée à café de bicarbonate à un verre de jus d'orange, de pamplemousse ou de citron.

Cassoulet, haricots blancs, flageolets

Vous adorez ça, mais vous craignez les ballonnements et autres conséquences désagréables ? Ajoutez une cuillerée à soupe de bicarbonate lors de la cuisson et régalez-vous sans complexe.

Chou

Pour obtenir un chou bien tendre sans pour autant le faire cuire des heures durant, tout en évitant les gaz déplaisants qu'il provoque chez certains, ajoutez quelques cuillerées à soupe de bicarbonate à l'eau de cuisson (comptez en moyenne trois cuillerées à soupe pour cinq litres d'eau).

Chou-fleur

Une cuillerée à soupe de bicarbonate pour un litre d'eau ajoutée lors de la cuisson, et vous retrouverez votre chou-fleur blanc et croquant.

Confitures et compotes

L'ajout d'un peu de bicarbonate lors de la cuisson de fruits acides comme pommes vertes, agrumes, fruits rouges, rhubarbe les rendra moins acides.

Conserves de tomate et sauce tomate

Ajoutez à la sauce une cuillerée à café de bicarbonate

par litre, ce qui aura pour effet de neutraliser l'excès d'acidité de la tomate. Vous les cuirez en outre moins longtemps.

Cuisson des légumes

Ajoutez selon la quantité une pincée à une cuillerée à café de bicarbonate à l'eau de cuisson de vos légumes verts (choux, brocolis, épinards, asperges) ou colorés (courgettes, poivrons et autres). Le bicarbonate va limiter l'oxydation de la chlorophylle et des pigments. Leurs couleurs seront préservées, le temps de cuisson en sera diminué, les légumes durs s'en trouveront attendris (sans pour autant se ramollir) et cela vous évitera les odeurs désagréables. Vous économiserez dans le même temps 20 à 30 % d'énergie de cuisson !

Eau trop dure

Le simple ajout d'une cuillerée à café de bicarbonate pour cinq litres d'eau la rendra bien plus agréable à boire et à utiliser par toute la famille.

Fruits et légumes : voir **pesticides**.

Gâteau au chocolat

Pour en accentuer la couleur marron, ajoutez à la préparation une cuillerée à café de bicarbonate.

Gaufres

Pour des gaufres légères et croustillantes, ajoutez une cuillerée à café de bicarbonate à la pâte.

Glaçage des gâteaux

Si vous ajoutez une cuillerée à café de bicarbonate à votre préparation avant de l'étaler sur le gâteau, votre glaçage restera plus souple et cela évitera les craquelures.

Graisses

Les aliments gras vous indisposent ? Ajoutez dans la poêle une cuillerée à café de bicarbonate pendant la cuisson, ce qui diminuera la quantité de gras absorbé par vos aliments – et donc aussi la vôtre.

Jus de fruit pétillant

Succès assuré auprès des enfants ! Il suffit d'ajouter une pincée de bicarbonate par verre de jus de fruit frais.

Légumes secs

Pour les attendrir tout en réduisant de près de 50 % leur temps de cuisson, ajoutez une demi-cuillerée à café de bicarbonate à l'eau de cuisson des haricots blancs, fèves, pois chiches et autres flageolets.

Levure maison

Le bicarbonate est bien connu pour sa capacité à faire lever pâtisseries et viennoiseries qu'il rend moelleuses et ô combien savoureuses ! Souvenez-vous que ses propriétés levantes sont dues à une simple réaction chimique entre un ingrédient acide et le bicarbonate alcalin. Le bicarbonate convient donc bien aux préparations contenant au moins un ingrédient naturellement acide : lait, yaourt, chocolat, miel, citron, fruits rouges, etc. Pour en bénéficier au mieux, mêlez le bicarbonate aux ingrédients secs puis, une fois tous les ingrédients mélangés, battez rapidement la pâte et enfournez-la sitôt prête dans votre four que vous avez pris soin de préchauffer afin de ne pas laisser s'échapper en vain les précieuses petites bulles de CO_2 responsables de la levée de la pâte. Ces levures maison ne se conservent pas longtemps : évitez donc de les réaliser d'avance.

Recette de levure

Pour préparer votre propre levure, mélangez une cuillerée à café des ingrédients suivants :

- bicarbonate de sodium
- crème de tartre
- farine de maïs.

Autres recettes de levure

- 1/4 de cuillerée à café de bicarbonate
- 1/2 cuillerée à café de crème de tartre

ou

- 1/4 de bicarbonate
- 125 g de yaourt

ou

- 1/4 de cuillerée à café de bicarbonate
- 1/2 cuillerée à café de jus de citron ou de vinaigre
- 100 g de lait

ou

- Mélangez à parties égales de l'acide citrique (vitamine C) en poudre et du bicarbonate : vous n'aurez même pas à attendre que la pâte lève ! Cette formule convient à la fabrication de biscuits légers.

ATTENTION : CES LEVURES AU BICARBONATE NE REMPLACENT PAS LA LEVURE DE BOULANGER DANS LA FABRICATION DE PAINS, BRIOCHES, ETC. CEPENDANT, LES DEUX SE COMPLÈTENT POUR UNE PÂTE BIEN LEVÉE.

ASSUREZ-VOUS DE LA FRAICHEUR DE VOTRE BICARBONATE !

C'EST FACILE : SUR UNE CUILLERÉE À CAFÉ DE BICARBONATE, VERSEZ QUELQUES GOUTTES DE VINAIGRE OU DE JUS DE CITRON. S'IL NE SE PRODUIT AUCUN PÉTILLEMENT (LA RÉACTION DEVRAIT ÊTRE TRÈS ACTIVE AVEC UN NET DÉGAGEMENT DE BULLES), CELA SIGNIFIE QU'IL EST TROP VIEUX. CONTENTEZ-VOUS DE L'UTILISER POUR LE NETTOYAGE.

Navets

Pour supprimer leur goût amer, faites-les cuire dans de l'eau additionnée de bicarbonate.

Omelette

Vous aimez les omelettes légères, mais voilà : vous n'avez plus de lait ? Pas de problème ! Ajoutez une demi-cuillerée à café (ou une bonne pincée) de bicarbonate à vos œufs battus (pour trois ou quatre œufs) : cela va lui donner toute la légèreté désirée, même si vous y ajoutez légumes, fromage ou champignons. Elle sera en outre fort digeste.

Pâtisseries

Ajoutez une cuillerée à café de bicarbonate pour 500 grammes de farine : vos pâtisseries seront légères, moelleuses et digestes.

Pesticides et autres produits chimiques

Pour en débarrasser les fruits et légumes frais dont l'origine ne vous paraît pas trop douteuse et les débarrasser de toute saleté dans le même temps, lavez-les dans l'évier avec de l'eau additionnée d'un verre de bicarbonate. Si vous voulez être assuré de débarrasser de toute trace d'impuretés, de cires et autres résidus les légumes à feuilles (salades, endives, épinards…) ou les fruits délicats (raisin, fraises, cerises…), faites-les tremper une dizaine de minutes dans une solution composée d'une cuillerée à soupe de bicarbonate pour un litre d'eau. Rincez ensuite abondamment à l'eau courante. Quant aux autres types de légumes et pour les fruits à peau résistante, préparez une pâte composée d'une part de bicarbonate pour trois parts d'eau ; frottez-en directement la surface des fruits avec la main, puis rincez à l'eau courante. On remarque une légère opalescence dans l'eau de trempage au bout de quelques minutes, signe de l'efficacité du traitement.

Purée

Au moment de remuer votre purée, ajoutez-y une bonne pincée de bicarbonate pour la rendre plus légère.

Sauce tomate

Pour rendre votre sauce moins acide, remplacez le sucre par une demi-cuillerée à café de bicarbonate à ajouter pendant la cuisson. Vous pouvez aussi neutraliser l'acidité des sauces tomate industrielles par le même procédé.

Sirops

Ajoutez-y un peu de bicarbonate pour éviter qu'ils ne cristallisent.

Thé limpide

Ajoutez une pincée de bicarbonate au moment de l'infusion.

Viande

Pour attendrir un steak qui vous semble plutôt dur, frottez-le de bicarbonate, laissez-le reposer au réfrigérateur pendant quelques heures, rincez et préparez. Pour de la viande destinée à être bouillie ou mijotée, ajoutez une demi-cuillerée à soupe de bicarbonate par litre d'eau ou de bouillon au début de la cuisson. Le bicarbonate atténue aussi le goût trop fort de certaines viandes comme le gibier : on peut, soit saupoudrer le gibier de bicarbonate, soit le faire tremper dans de l'eau additionnée de bicarbonate pendant une nuit. Avant cuisson, égouttez et tamponnez avec un torchon propre.

Viande faisandée

Pendant le faisandage, saupoudrez les cavités du gibier avec du bicarbonate pour limiter le dégagement d'odeurs désagréables. Avant de la cuisiner, pensez à la rincer et la sécher. Avant cuisson, si la viande faisandée n'a pas été préalablement saupoudrée de bicarbonate, on peut encore la faire tremper pendant une nuit dans une solution d'eau et de bicarbonate (au réfrigérateur). Avant de la faire cuire, il faut l'égoutter et l'essuyer avec un torchon propre.

Volaille

Si vous les avez achetées au marché, il se peut qu'elles soient mal déplumées et qu'il reste quelques plumes çà et là. Le bicarbonate vole à votre secours : frottez-en votre volaille, ce qui aura pour résultat de ramollir les plumes, puis rincez soigneusement. Vous les enlèverez alors facilement. Comme le bicarbonate attendrit aussi la viande, vous dégusterez une volaille délicieuse. Et si vous aimez que la peau soit croustillante, frottez-en votre volaille sans rincer.

À L'EXTÉRIEUR

Là encore, le bicarbonate de sodium peut vous rendre de multiples services, que ce soit dans l'entretien de votre tondeuse ou de votre voiture, de vos meubles de jardin ou de vos outils. Voici quelques idées efficaces qui vous feront à la fois faire des économies et protéger l'environnement.

Abreuvoirs à oiseaux ou volaille

Nettoyez-les avec une éponge imprégnée de bicarbonate, rincez à fond et remplissez d'eau fraîche. Ce nettoyage anti-moisissure ne laisse aucun résidu toxique.

Barbecue

Grâce à son pouvoir délicatement abrasif, il permet d'éliminer les résidus alimentaires et les graisses brûlées des plaques et des grilles, ceci sans les rayer. Pour cela, frottez-les à l'éponge – ou brosse dure si nécessaire –

avec une pâte au bicarbonate (trois volumes de bicarbonate pour un volume d'eau). Rincez et séchez. Cela éliminera du même coup les odeurs résiduelles.

Pour contrôler les flammes du barbecue

Si des braises s'élèvent des flammes – toujours source de toxicité pour vos grillades –, vaporisez simplement dessus une solution d'eau bicarbonatée (une cuillerée à café par litre d'eau).

Bateau

Pour limiter les problèmes d'humidité, pensez à saupoudrer du bicarbonate partout au fond du bateau pour éviter les moisissures et autres soucis pendant les périodes où vous ne l'utilisez pas. Et pour laver le pont, saupoudrez-le de bicarbonate, puis lavez à la brosse à grande eau.

Bicyclette, moto

Nettoyez-les avec un mélange de bicarbonate et de vinaigre pour supprimer toute trace de rouille. Et si vous devez réparer une crevaison, sachez qu'il vous sera plus facile de faire rentrer la chambre à air dans le pneu si vous utilisez une pâte de bicarbonate et d'eau.

Camping – caravaning

Caravane

Placez une petite boîte ouverte de bicarbonate dans la salle d'eau de la caravane pour limiter odeurs et moisissures. Même chose dans le frigidaire.

Sacs de couchage et tente

Saupoudrez-en l'intérieur tous les matins pour éliminer

les odeurs de la nuit et aérez-les bien au soleil. Secouez-les bien avant de retourner vous coucher.

Pour éviter le développement des moisissures et l'odeur d'humidité dans le sac de couchage et la tente, saupoudrez-les abondamment de bicarbonate avant de les stocker. On peut renouveler l'opération avant de les utiliser pour éliminer les odeurs dues au stockage : saupoudrez-les et laissez agir une bonne journée, puis secouez-les bien ou aspirez-les avant de les utiliser.

Sac isotherme, glacière, bac à glaçons, accessoires en plastique

Utilisez aussi le bicarbonate pour tout nettoyer. Le mieux est de les laisser tremper un moment dans de l'eau chaude additionnée de bicarbonate (environ deux cuillerées à soupe par litre d'eau). S'il reste des taches, débris alimentaires ou traces de moisissure, frottez-les avec une pâte de bicarbonate et d'eau, puis rincez et essuyez. Et n'oubliez pas d'en laisser toujours un peu au fond pour éviter les odeurs désagréables qui s'y développent bien souvent !

Des bagages plus légers

Le bicarbonate de sodium peut remplacer toutes sortes de produits et alléger d'autant vos bagages. Il va vous servir de liquide vaisselle, de dentifrice, de déodorant – y compris pour vos chaussures de marche –, de baume apaisant des coups de soleil et des brûlures légères, de soin en cas de piqûres d'insectes, d'extincteur et même de lessive !

Éteindre un feu

Rappelez-vous qu'il suffit de jeter quelques poignées de bicarbonate à la base des flammes pour les étouffer.

Ayez-en toujours sous la main quand vous faites un feu ou que vous cuisinez à l'extérieur. Avant de quitter le camp, arrosez d'eau les braises et testez avec la main les alentours de votre feu afin de vous assurer que tout est bien froid.

Escargots, limaces

Ils n'attaqueront plus vos choux et vos salades si vous les saupoudrez régulièrement de bicarbonate. Cela découragera même les lapins d'y goûter !

Façades (nettoyage)

Vous pourrez nettoyer vos façades, murs de briques, parements, etc., avec une solution bicarbonatée à 10 % à appliquer avec un appareil à eau pulsée sous pression ou manuellement.

Feux

Il est vraiment utile de toujours garder avec soi une boîte de bicarbonate quand on fait du feu – que ce soit chez soi ou à l'extérieur. Pour l'éteindre rapidement (en particulier si vous campez ou dans votre jardin), jetez dessus du bicarbonate. Utile aussi en cas de début d'incendie.

Fleurs

Une floraison abondante

Toutes les plantes à fleurs préfèrent les sols alcalins (géranium, bégonia, rosiers, etc.). Arrosez-les une fois par semaine avec de l'eau légèrement additionnée de bicarbonate et vous obtiendrez une floraison exceptionnelle.

Fleurs coupées

Pour les conserver plus longtemps, ajoutez une cuillerée à café de bicarbonate dans l'eau du vase.

Fongicide

Bon marché et non toxique, il représente une aide précieuse et biologique ! Comptez 10 g de bicarbonate pour 10 litres d'eau ; ajoutez 40 ml d'huile horticole ou de savon doux pour que la solution résiste quelque temps à la pluie. Pulvérisez ce mélange préventivement une fois par semaine. En cas de mildiou, de moisissures grises et autres attaques de champignons menaçant vos fruits ou légumes, vos vignes et rosiers, pulvérisez le même mélange, cette fois-ci de manière curative.

Fourmis

Pour les éliminer à l'extérieur de la maison, repérez la fourmilière et saupoudrez-la de bicarbonate quand elle est humide. Une demi-heure plus tard, arrosez d'un peu de vinaigre. Les fourmis vont absorber ce mélange fatal. Personnellement, je préfère me contenter de les décourager de transiter par la maison et je les laisse vivre leur vie à l'extérieur, quitte à saupoudrer une traînée de bicarbonate sur leur parcours en cas de véritable nécessité.

Hamac

Pour le nettoyer aisément, décrochez-le et posez-le par terre. Utilisez une éponge trempée dans une solution de bicarbonate et d'eau. La poussière va partir et les couleurs s'en trouveront ravivées.

Jardin

Le bicarbonate se révèle aussi un allié précieux dans l'entretien de votre jardin. Pour ralentir la repousse des herbes indésirables, il suffit d'en saupoudrer sur le chemin, entre les pierres ou les dalles, sur la terrasse, etc. Il évitera aussi le développement des mousses sur la terrasse ou les marches en pierre.

Jeux de jardin en plastique

Si vous les lavez avec un mélange de vinaigre et de bicarbonate avant de les rentrer pour l'hivernage, ils seront moins friables.

Limaces

Nul besoin de produit chimique aussi toxique que couteux pour les décourager : il suffit de saupoudrer du bicarbonate directement sur elles. Personnellement, je ne le fais pas, car ça les tue : je me contente de les éloigner en leur barrant souvent la route là où je ne veux pas qu'elles aillent !

Mobilier de jardin

Quoi de plus désagréable au début du printemps, alors qu'on rêve de se réinstaller dans son jardin, que de constater le piteux état des tables, chaises et fauteuils ! La bâche en plastique s'est envolée trop souvent pour bien les protéger et ils ont pris un sérieux coup de vieux. Pas de panique : lavez-les à l'eau chaude additionnée de bicarbonate (un verre pour 4 à 5 litres d'eau).

Pour blanchir les meubles de jardin en plastique

Ajoutez un verre de jus de citron ou de vinaigre blanc au mélange précédent.

Protection des coussins

Pour éviter l'odeur de moisi et de renfermé pendant le stockage d'hiver, saupoudrez les coussins et l'intérieur de leur caisse de rangement avec du bicarbonate de sodium.

Outils de jardin

Avant de les rentrer pour l'hiver, nettoyez-les avec une pâte épaisse de bicarbonate et de vinaigre pour prévenir la rouille et prolonger leur durée de vie.

Parasites des plantes

Vous les découragerez de s'installer durablement avec cette technique simple et inoffensive pour l'environnement : mélangez une cuillerée à café de bicarbonate de sodium et trois cuillerées à soupe d'huile d'olive. Ajoutez à ce mélange la valeur d'une tasse d'eau (environ un tiers de litre) et versez le tout dans un vaporisateur. Mouillez simplement les plantes, en évitant de vaporiser directement sur les fleurs. Renouvelez cette application toutes les trois semaines.

Pêche

Pour améliorer l'efficacité de vos hameçons, remplissez-en les creux avec du bicarbonate : ils vont se mettre à sauter et virevolter, ce qui va certainement capter l'intérêt des poissons !

Pinceaux et brosses

Ils sont trop durs après un nettoyage insuffisant ? Vous pouvez les ramollir en les faisant tremper toute une nuit dans un litre d'eau chaude additionnée d'un verre de vinaigre et d'un autre de bicarbonate. Rincez-les bien avant de les utiliser à nouveau. S'ils sont vraiment trop durs, mettez-les carrément à bouillir pendant quelques minutes dans cette solution.

Et lorsque vous les avez débarrassés de leur peinture avec un dissolvant, comment vous débarrassez-vous de ce dissolvant ? Faites simplement tremper le tout dans de l'eau chaude additionnée de bicarbonate.

Piscine

Associé aux produits habituels et aux contrôles réguliers, le bicarbonate favorise une eau limpide en stabilisant le pH, ce qui limite aussi le picotement des yeux. Son emploi régulier permet de maintenir ce pH à une valeur optimale et légèrement alcaline, tout en limitant l'emploi d'autres produits destinés à cet usage. Il est facile de déterminer le bon dosage par une vérification régulière du pH. Au début de la saison, nettoyez les petites piscines avec de l'eau additionnée de bicarbonate et de vinaigre. Cela évitera bien des soucis ultérieurs.

Odeurs de chlore des serviettes : Pour les supprimer, ajoutez deux cuillerées à soupe de bicarbonate à votre produit de lavage ou de rinçage.

Pots de fleurs

Nettoyage

Lavez-les avec une pâte épaisse de bicarbonate et de

vinaigre, puis rincez-les à l'eau chaude savonneuse. Ils seront en parfait état pour accueillir une nouvelle plante.

Nettoyage des feuilles

Que vos plantes soient fraîches ou artificielles, lavez-les avec une solution de bicarbonate et d'eau (une cuillerée à soupe pour deux litres d'eau). Les feuilles de vos plantes vertes vont luire de plaisir, ceci sans danger pour elles.

Rosiers

Vaporisez-les avec de l'eau bicarbonatée (comptez un verre par litre d'eau) ; cela les protégera des parasites et de toutes sortes de maladies. C'est valable pour toutes les plantes. Voir aussi à **Parasites**.

Serre

Pour empêcher le développement des champignons et autres moisissures, lavez régulièrement les parois avec de l'eau bicarbonatée.

Sportifs

Pour vous débarrasser des odeurs tenaces sur vos vêtements de sport, ajoutez une boîte de bicarbonate au cycle de rinçage de votre lave-linge.

Taches d'huile ou d'essence

Pour nettoyer votre garage de ces vilaines taches, saupoudrez-les généreusement de bicarbonate et de sel, puis essuyez. Renouvelez si nécessaire.

Terrasse, allées

Pour un nettoyage facile, répandez du bicarbonate, mouillez légèrement et passez le balai-brosse. Elles seront propres en un rien de temps, sans que cela nuise à l'environnement. Autre avantage : Saupoudré entre les pierres et les dalles des allées, de la terrasse ou du chemin, il ralentit la repousse des herbes indésirables.

Tomates

Saupoudrez légèrement du bicarbonate autour des pieds de tomate. Vous obtiendrez des tomates plus douces, moins acides… et cela découragera l'installation de parasites !

Voiture

Grâce à son pouvoir délicatement abrasif, le bicarbonate est en mesure d'éliminer sans les rayer des traces aussi tenaces que la boue, les taches grasses ou la résine sur les phares, les jantes, les vitres, les pare-chocs et la carrosserie,

Chromes

Nettoyez-les avec une pâte épaisse de bicarbonate et d'eau, laissez sécher, puis faites briller avec un chiffon doux : ils seront « nickel » ! Ce truc vaut pour tous les chromes…

Désodoriser l'habitacle

Odeur d'humidité dans votre voiture dont vous aviez oublié de remonter les vitres un jour de pluie ? Versez un peu de bicarbonate dans le coffre, sous et sur les sièges et même sous les tapis.

Pour désodoriser en profondeur les sièges et la moquette, saupoudrez-les uniformément de bicarbonate de sodium. Éventuellement et pour un résultat encore meilleur, brossez sièges et tapis pour faciliter la pénétration des grains de bicarbonate dans les fibres. Puis laissez agir pendant au moins un quart d'heure, plus longtemps en cas d'odeurs persistantes. Puis passez l'aspirateur. Vous pouvez alors ajouter quelques gouttes d'huile essentielle de votre choix.

ATTENTION : AVANT D'UTILISER DU BICARBONATE SUR DES TISSUS, IL CONVIENT DE TESTER LA RÉSISTANCE DES COULEURS SUR UNE PETITE SURFACE.

Lavage général

Ajoutez du bicarbonate à votre eau de premier lavage ; les salissures et les graisses se décolleront facilement. Si la voiture est très sale, utilisez une pâte de bicarbonate et d'eau sur une éponge humide, puis rincez et essuyez avec un chiffon doux. Cela éliminera même les taches les plus résistantes.

Marques de crayon de couleur de vos enfants ? Traces de chaussures

Sur le revêtement des bas-côtés ? Tout cela s'en va en frottant simplement avec un peu de pâte de bicarbonate et d'eau. Sur les tissus, il suffit de saupoudrer un peu de bicarbonate, puis d'essuyer avec un chiffon humide.

Nettoyer les bornes de la batterie automobile

Utilisez une pâte de bicarbonate et d'eau ; bossez-les ; rincez et séchez. Terminez en les enduisant de graisse.

Odeur de tabac

Cigares et cigarettes vous incommodent ? Et plus encore leur odeur refroidie qui imprègne durablement tout l'habitacle ? Versez du bicarbonate dans le fond du cendrier et renouvelez l'opération chaque fois que vous le videz. Pensez aussi à le nettoyer de temps en temps avec une éponge humide saupoudrée de bicarbonate, puis rincez et essuyez. Versez-y ensuite quelques gouttes d'huile essentielle de votre choix. Cigares et cigarettes se feront plus discrets dans votre voiture.

Pare-brise

Pour le débarrasser facilement des insectes et autres salissures, lavez-le à l'eau chaude additionnée de bicarbonate (environ trois verres pour cinq litres d'eau). Vous pouvez aussi utiliser ce mélange pour votre capot.

Pare-chocs et optiques

Nettoyez-les à l'eau bicarbonatée. Si cela ne suffit pas, ajoutez un peu d'essence de térébenthine.

Tapis de sol, sièges et moquette

Pour enlever les taches, il suffit de frotter avec un chiffon et du bicarbonate.

Vieille voiture

Vous en gardez une dans votre garage que vous souhaitez restaurer à l'occasion ? Jetez partout un peu de bicarbonate, sur le sol, sur les sièges, dans le coffre, pour la préserver de l'humidité et de la moisissure, tout en évitant les odeurs.

Le coin des **enfants**

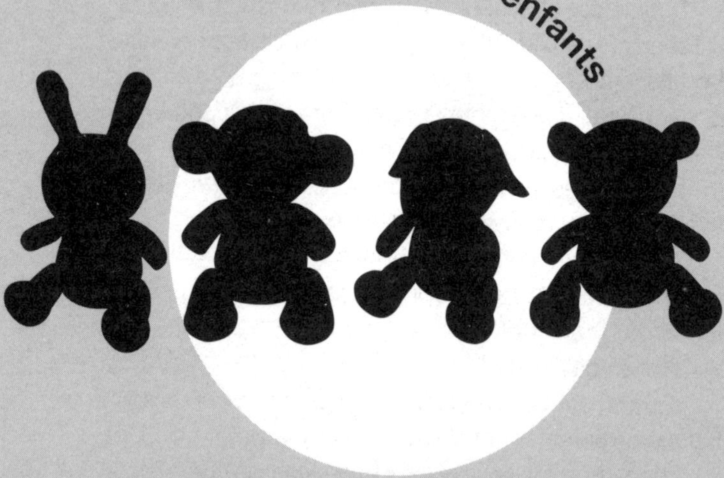

CHAPITRE 5

LE COIN DES ENFANTS

Outre ce que ce produit miracle peut faire pour vous aider à l'entretien de la chambre et des jouets, c'est aussi un ingrédient permettant de créer des jeux amusants. Voici quelques idées.

LA CHAMBRE D'ENFANT

Biberons, tétines, sucettes...

Pour supprimer toute odeur résiduelle et les nettoyer, faites-les tremper toute une nuit dans de l'eau additionnée de quelques cuillerées de bicarbonate. Pensez à les rincer à fond et les sécher avant usage. Vous pouvez aussi faire bouillir les biberons pendant trois minutes dans de l'eau additionnée de trois cuillerées à soupe de bicarbonate.

Chaussures blanches

Ces mignonnes petites chaussures sont tachées ? Frottez-les avec une pâte de bicarbonate et d'eau, puis lustrez-les. Elles seront comme neuves.

Couches

Vous allez enfin pouvoir échapper à ces odeurs peu réjouissantes qui accompagnent les couches de votre bébé et finissent par envahir la maison : versez un bon verre de bicarbonate au fond de la poubelle et pensez à en remettre un peu chaque fois que vous jetez une nouvelle couche. Vous ne serez plus obligée de vous boucher le nez chaque fois que vous ouvrez la poubelle.

Un truc utile

Avec un bébé à la maison, ayez toujours à portée de main un flacon contenant un mélange à parts égales d'eau et de bicarbonate de sodium : cela vous sera très utile pour réparer les petits dégâts causés par ses régurgitations et autres petits vomissements. Une petite giclée sur la tache, essuyez et la tache est neutralisée. Laissez sécher et brossez.

Jouets

Les jouets lavables, ainsi que les caisses à jouets, bénéficieront grandement d'un lavage à l'eau additionnée de bicarbonate et de vinaigre, au moins une fois par mois. Cela va les désinfecter et les désodoriser. Pour un litre d'eau chaude, ajoutez un verre de bicarbonate et un autre de vinaigre, puis rincez à l'eau courante. Saupoudrez les jouets en tissu et les peluches de bicarbonate, laissez agir au moins deux heures, puis brossez pour éliminer le produit.

Jouets électriques

Pour enlever la corrosion sur les contacts électriques de vieux jouets et des lampes, frottez-les avec une pâte de bicarbonate et d'eau. Ils fonctionneront à nouveau comme avant !

Mobilier de bébé

Table à langer, chaise haute, siège auto, parc, etc.,

tout se nettoie en toute sécurité pour les petits avec de l'eau et du bicarbonate. N'hésitez pas !

Nettoyant pour la chambre d'enfant

Notre pâte à base de bicarbonate et d'eau peut servir aussi bien à l'entretien de la chambre et de tout ce qu'elle contient, petit lit compris – ceci sans aucune toxicité et de manière écologique – qu'au nettoyage des jouets et peluches. Et comme en outre il désodorise, vous gagnez sur tous les tableaux ! Souvenez-vous aussi qu'une pâte d'eau et de bicarbonate permet d'enlever aisément les marques de crayon de couleur sur les murs ou ailleurs !

Peluches

Rien de plus simple que de les entretenir avec le bicarbonate ! Placez-les dans un sac plastique, saupoudrez-les abondamment, fermez bien le sac, frottez les peluches dans le sac et laissez reposer le tout une demi-journée. Puis secouez l'ensemble quelques instants : les doudous seront nettoyés et désodorisés !

Pipi au lit

Enlevez les draps mouillés et saupoudrez le matelas de bicarbonate. Laissez-le agir quelques minutes jusqu'à ce qu'il ait absorbé l'humidité et l'odeur d'urine. Puis passez l'aspirateur. Ajoutez du bicarbonate à la lessive (draps et pyjama) pour supprimer toute odeur désagréable.

Pensez à saupoudrer encore une fois le matelas de bicarbonate avant de remettre les draps : cela assurera au moins une sensation de fraîcheur et une bonne désodorisation.

Poupées

Pour les rafraichir, nettoyez-les avec une pâte préparée avec du liquide vaisselle et du bicarbonate. Ce mélange dissout les taches, y compris l'encre. Pour les petits endroits difficiles à atteindre, utilisez une vieille brosse à dents trempée dans du bicarbonate.

Vêtements neufs, draps, serviettes de bébé

Avant de les lui faire porter, lavez toujours les vêtements neufs de votre enfant dans de l'eau tiède additionnée de savon de Marseille et d'une demi-tasse de bicarbonate afin d'éliminer les produits chimiques utilisés pour la finition.

LA SANTÉ DE BÉBÉ

Le bicarbonate peut aussi l'aider et le soulager de toutes sortes de petits maux. En cas de doute, demandez l'avis de votre médecin.

Aphtes

Pour les soulager, imbibez une petite compresse de gaze stérile dans de l'eau chaude additionnée de bicarbonate et passez-la sur les lésions à l'intérieur et aux coins de la bouche. Recommencez cette application quatre à cinq fois par jour.

Croûtes de lait

Il est facile d'en débarrasser votre bout de chou. Avant le bain, appliquez sur sa tête une pâte de bicarbonate et d'eau. Laissez ce cataplasme en place quelques minutes, puis rincez-lui la tête pendant le bain.

Testez aussi cette autre méthode : Passez de l'huile de massage pour bébés sur le crâne et massez-le avec du bicarbonate. Cela va décoller les fameuses croûtes en douceur. Lavez-lui la tête et rincez bien.

N'oubliez pas de bien nettoyer sa brosse à cheveux et son peigne : laissez-les tremper dans de l'eau chaude bicarbonatée, rincez bien et laissez sécher avant usage.

Énurésie

Votre enfant déjà grand continue de mouiller ses draps ? Certes, il est diverses causes possibles à ce trouble qui l'ennuie autant que vous. Cependant, il en est une que le bicarbonate peut résoudre. Si le terrain de votre enfant est trop acidifié, cela peut engendrer des urines aussi trop acides (à vérifier en testant son pH urinaire), donc irritantes. Cette sensation légèrement brûlante peut suffire à le faire uriner sans qu'il s'en rende compte, alors qu'il est profondément endormi. Le remède est simple dans ce cas : faites-lui boire le matin à jeun un demi-verre d'eau additionnée d'une pincée de bicarbonate et voyez ce que cela donne au bout de deux ou trois semaines.

Érythème fessier du nourrisson

Lavez ses petites fesses avec de l'eau chaude additionnée d'un peu de bicarbonate. En neutralisant l'acide des urines, le bicarbonate soulage et favorise la guérison. NE PAS UTILISER À LA PLACE D'UNE POUDRE ! Toujours en solution.

Mettez à tremper ses couches avant lavage dans une solution d'eau et de bicarbonate.

Ajoutez au bain de bébé une demi-tasse de bicarbonate pour adoucir sa peau et soulager son érythème fessier. Diminuez la dose si vous le baignez dans un lavabo ou une baignoire pour bébé.

Fièvre

Pour l'aider à faire baisser sa température, donnez-lui un bain tiède[39] auquel vous ajouterez du bicarbonate. Pensez aussi au chlorure de magnésium et à l'homéopathie. Consultez le médecin au moindre doute.

Pipi au lit (voir Énurésie)

Rhume des bébés

Mélangez un quart de cuillerée à café de bicarbonate et une demi-cuillerée à café de sel à une tasse d'eau chaude. Laissez le tout refroidir, puis versez ce mélange dans une petite bouteille propre munie d'un compte-goutte. Il suffit d'une ou deux gouttes dans les narines deux ou trois fois par jour.

LE BICARBONATE ? UN JEU D'ENFANT

Les enfants s'ennuient et ne savent pas quoi faire ? Si vous disposez de bicarbonate à la maison, la solution est toute trouvée ! On peut faire plein de choses avec un peu de ce produit magique…

[39] Voir *posologies* dans mon livre *Le chlorure de magnésium*, aux Éditions Jouvence.

Modelage

Il est diverses solutions pour fabriquer des pâtes à modeler efficace et non toxiques. Chacune leur confère une élasticité différente. Aussi, testez et choisissez en fonction du résultat que vous souhaitez obtenir.

Pâte à modeler préparée à froid

Matériel :

- 2 verres de bicarbonate
- 1 verre de farine de maïs
- 1 verre d'eau chaude
- colorants alimentaires
- petits pots vides : un par couleur.

Il est facile et bon marché de fabriquer une sorte d'argile maison qui remplacera avantageusement les préparations du commerce. Pour cela, mélangez deux verres de bicarbonate, un verre de farine de maïs et un verre d'eau chaude. Malaxez bien pour en faire une pâte souple et le tour est joué ! Vous pouvez aussi en préparer une plus grande quantité, la colorer avec des colorants alimentaires et la mettre dans des petits pots pour la plus grande joie de vos enfants.

Pâte à modeler au micro-ondes

Avec cette préparation, vous n'aurez plus à acheter de pâte à modeler à vos enfants : dès qu'ils en manqueront, vous en referez en quelques minutes et pour un prix de revient imbattable ! Vous pourrez même créer de nouvelles couleurs et varier les textures à volonté. Des heures de plaisir garanties !

Matériel :

- 2 tasses de farine
- 1 tasse de sel
- ½ tasse de farine de maïs
- 1 cuillerée à soupe de bicarbonate
- 1 cuillerée à soupe d'huile végétale
- 2 tasses d'eau
- colorants alimentaires.

Dans un bol, mélangez les ingrédients secs : farine – sel – farine de maïs – bicarbonate. Dans un autre bol, mélangez ce qui reste : eau – huile et un peu de colorant alimentaire. Puis mêlez les deux préparations. Passez-les au micro-ondes pendant 3 à 4 minutes en prenant soin de mélanger toutes les minutes. Malaxez bien la pâte avant de la placer dans une boîte en plastique sur laquelle vous prendrez soin d'indiquer la couleur. Vous pouvez réutiliser pour cela des boîtes de pâte à modeler vides. Refermez soigneusement pour une bonne conservation. Préparez autant de couleurs que vous le souhaitez.

REMARQUE : VOUS POUVEZ AUSSI VARIER LES TEXTURES EN AJOUTANT À LA PÂTE AVANT CUISSON D'AUTRES ÉLÉMENTS TELS QUE : SABLE – SCIURE DE BOIS – FLOCONS DE CÉRÉALES...

Pâte à sculpter

Matériel :

- 2 tasses de bicarbonate
- 1 tasse de farine de maïs
- 1 tasse d'eau froide
- colorants alimentaires.

Mélangez ces ingrédients (sauf le colorant) et faites-les cuire à feu très doux sur la plaque de cuisson en remuant sans cesse pour faire épaissir la pâte. Au bout de quelques minutes (10 à 15 min), la consistance doit ressembler à celle d'une purée de pommes de terre. Étalez cette pâte sur une feuille d'aluminium et recouvrez d'un linge humide jusqu'à son complet refroidissement. Malaxez-la bien pour la rendre souple et facile à travailler. Ajoutez-y un peu de colorant alimentaire ou séparez-la en plusieurs morceaux que vous pourrez colorer différemment.

IDÉE : POUR ÉVITER DE VOUS COLORER LES MAINS, PORTEZ DES GANTS EN PLASTIQUE !

Cette pâte peut se conserver une bonne semaine au réfrigérateur dans un sac en plastique ou dans une boîte hermétique.

Modelez cette pâte à votre convenance en sachant quand même que plus les objets sont épais, plus long est le séchage. À l'air, cela prend un jour ou deux. Vous pouvez accélérer le séchage en passant vos créations à four très doux une dizaine de minutes et en les retournant en cours de cuisson. Vous pouvez aussi préchauffer votre four, puis l'éteindre avant d'y placer vos sculptures. Ou encore les passez 30 secondes au micro-ondes.

Une fois complètement secs et refroidis, vos objets pourront ensuite être décorés avec de la peinture à l'eau ou de l'acrylique. Ajoutez les petits détails au marker et passez une couche de vernis.

Idées de réalisation

- Empreinte de main : Étalez un peu de pâte sur le plan de travail et demandez à votre enfant d'y appuyer la main, doigts écartés. Laissez durcir. Puis retournez la plaque et inscrivez au dos le nom et l'âge de l'enfant, ainsi que la date. Cela fait un joli souvenir !

- Modelez de petits cadres pour des photos.

- Réalisez des magnets décoratifs : il suffira d'y coller au dos un petit aimant et le tour est joué.

- Fabriquez vos propres perles pour réaliser de jolis colliers. Roulez les perles (sous forme de rond ou d'ovale), puis percez-les avec un cure-dent avant de les mettre à sécher. Ensuite, décorez-les à votre convenance.

- Créez des décorations de Noël à suspendre au sapin.

- Modelez un cendrier ou tout autre petit objet que vos enfants auront plaisir à fabriquer et vous offrir par la suite…

Sculptures comestibles

Matériel :

- 5 tasses de farine
- 3 cuillerées à café de bicarbonate
- une pincée de sel
- 1 tasse de beurre ou de margarine
- 2 tasses de sucre
- ½ tasse d'eau bouillante
- 1 cuillerée à café de vanille
- 1 cuillerée à café de jus de citron.

Dans un bol, mélangez farine, bicarbonate et sel. Dans un autre récipient, mélangez les autres ingrédients jusqu'à ce que le sucre soit fondu. Puis mélangez bien les deux préparations : la pâte doit être souple. Vous pouvez à présent la modeler à votre guise en réalisant toutes sortes de formes et de dessins (pas trop épais cependant !). Vous pouvez aussi la rouler pour en faire des cookies aux formes variées que vous découperez avec un instrument spécial ou un couteau en plastique.

Idée : Découpez des ronds d'environ 5 cm de diamètre et d'un demi-centimètre d'épaisseur ; décorez-les en y fixant des petits ronds, triangles, fines bandes de pâte ou toute autre forme ; piquez dans l'épaisseur – horizontalement - un bâtonnet en bois. Pour leur donner un joli aspect doré, passez dessus un pinceau de cuisine trempé dans de l'œuf battu, puis faire-les cuire à four doux 20 à 30 minutes jusqu'à ce qu'ils soient dorés. Laissez-les refroidir une dizaine de minutes avant de les utiliser en décoration ou de les manger !

Remarque : Si vous avez préparé plus de pâte que nécessaire, vous pourrez la conserver jusqu'à trois jours au réfrigérateur ou au freezer. Avant de la modeler, elle doit être à température ambiante.

Un petit volcan dans le bac à sable

Matériel :

- verre à jus de fruit
- 1 verre de vinaigre
- 1 cuillerée à soupe de bicarbonate de sodium
- bac à sable.

Amusez vos enfants et leurs amis avec ce petit tour amusant. Disposez discrètement un verre à jus de fruits rempli de vinaigre dans le bac à sable et façonnez autour avec le sable une petite montagne qui le dissimule (sauf le haut, bien sûr !). Pour déclencher l' « éruption », versez dans le verre une cuillerée à soupe de bicarbonate. Effet garanti !

Un volcan dans la maison

Matériel :

- une grande poêle à frire (ou une grande plaque métallique légèrement creuse
- un pot de fleurs en terre classique
- une petite boîte de conserve ronde (une boîte de thon convient très bien)
- verre en plastique ou en carton
- papier collant
- feuille d'aluminium ménager
- colorant alimentaire rouge
- liquide vaisselle
- vinaigre
- bicarbonate de sodium.

L'objectif est la création d'un « volcan » dans la poêle censée recueillir la « lave » qui va s'en écouler – donc de réaliser un cône. Faites un trou de 2 centimètres environ dans le fond du verre en plastique ou en carton. Retournez le pot de fleurs dans la poêle, partie large vers le bas ; posez dessus la boîte de thon vide, ouverture vers le bas ; puis le verre en plastique retourné, partie large vers le bas. Vous obtenez un cône ressemblant à un volcan. Fixez le tout avec du ruban adhésif : le verre sur la boîte de thon, cette dernière sur le pot de fleurs. Recouvrez le tout d'une feuille d'aluminium de sorte que cela ressemble vraiment à une montagne volcanique argentée, avec ses aspérités. Trouez l'aluminium au sommet en faisant correspondre cette ouverture à celle déjà effectuée au fond du verre (laquelle se trouve maintenant au sommet). Versez dans l'ouverture pratiquée au sommet plusieurs cuillerées à soupe de bicarbonate (selon la taille de l'ensemble) + un peu de liquide vaisselle. Puis préparez une demi-tasse de vinaigre auquel vous ajoutez un peu de colorant rouge.

Votre auditoire est attentif ? Le spectacle peut commencer ! Il ne vous reste plus qu'à verser solennellement la tasse de vinaigre coloré dans l'ouverture au sommet pour observer l'éruption !

Autres expériences « volcaniques » amusantes

Matériel :

- vinaigre
- bicarbonate.

Les enfants pourront jouer sans danger au petit chimiste en versant du vinaigre sur du bicarbonate, ceci dans des contenants différents. Ils s'amuseront à regarder « bouillir » et mousser la préparation.

Autre expérience intéressante

Versez dans une tasse du vinaigre chaud et dans une autre du vinaigre très froid (rafraîchi avec des cubes glacés par exemple). Versez dans chaque tasse une demi-cuillerée à café de bicarbonate et observez ce qui va se passer !

Variante

Mettez une cuillerée à café de bicarbonate dans un carré de 4 à 5 cm découpé dans un mouchoir en papier ou du papier absorbant ; refermez en rassemblant les quatre coins et en les tournant ensemble. Laissez maintenant tomber ce petit paquet dans une demi-tasse à café (ou pot de yaourt) à demi rempli de vinaigre et observez la réaction. Il est intéressant de faire l'expérience avec du vinaigre chaud et du vinaigre froid !

Des balles bondissantes

Matériel :

- un verre rempli d'eau (à laquelle vous pouvez ajouter quelques gouttes de colorant alimentaire)
- ¼ tasse à café de vinaigre
- 3 cuillerées à café de bicarbonate de sodium.

Mettez dans le verre de petits objets légers : boutons, boulettes en papier mâché, boulettes de mie de pain, etc. Les boulettes antimites conviennent très bien, sauf en la présence de jeunes enfants qui risqueraient de les porter à leu bouche. Observez les « bonds » que font ces petits objets !

Comment ça marche ? Au tout début, il y a de fortes chances que les objets ne commencent par couler au fond. Mais très vite ils vont remonter sous la pression des bulles engendrées par le mélange vinaigre - bicarbonate. Parvenues à la surface, les bulles éclatent et ils retombent au fond. Et le processus se répète ! Vous pouvez régénérer la solution à volonté en ajoutant trois parts de vinaigre pour une part de bicarbonate. On peut remplacer le vinaigre par de l'acide citrique ou du jus de citron.

De la peinture facile à nettoyer

Un truc utile qui va vous permettre de nettoyer plus facilement la peinture des enfants.

Mélangez à leur peinture à l'eau un peu de bicarbonate : les couleurs resteront fraîches et souples plus longtemps.

Le ballon qui gonfle tout seul

Matériel :

- 2 cuillerées à café de bicarbonate
- 1/3 de tasse de vinaigre
- 1 ballon gonflable
- 1 bouteille de soda en plastique vite
- 1 entonnoir.

Ce tour va épater vos enfants et leurs amis. Commencez par verser les deux cuillerées à café de bicarbonate dans la bouteille à l'aide de l'entonnoir. Nettoyez bien l'entonnoir, puis utilisez-le pour verser le vinaigre dans le ballon. En étirant bien l'extrémité du ballon, enfoncez-y le col de la bouteille de trois ou quatre centimètres en prenant garde de laisser le ballon avec le vinaigre pendre de côté. À présent, tout en tenant le col de la bouteille enrobé par l'extrémité du ballon, redressez ce dernier afin que le vinaigre se déverse dans la bouteille. Il se produit une réaction chimique instantanée entre le vinaigre et le bicarbonate : le mélange se met à pétiller en dégageant du gaz carbonique qui gonfle le ballon. Ce dernier va aussi se mettre à chauffer en raison de la réaction chimique.

Décorer tapis et moquettes (eh oui !)

Matériel :

- pochoirs (en plastique ou en carton)
- bicarbonate.

Voici un jeu amusant sans conséquence pour vos tapis et moquettes ! Les enfants vont adorer ! Procurez-vous des pochoirs ou fabriquez-les vous-même en découpant les formes désirées dans des feuilles cartonnées. Saupoudrez-les avec du bicarbonate pour créer des empreintes blanches que vous enlèverez aisément en passant l'aspirateur. Vos pouvez de cette manière créer des empreintes de pas, des traces d'animaux, etc. en fonction des circonstances : des pères Noël en fin d'année, traces de pieds nus comme sur une plage pour annoncer les vacances d'été, des petits cœurs pour la Saint-Valentin, etc. Selon votre fantaisie et celle de vos enfants qui adoreront avoir le droit de décorer partout sans se faire gronder !

Décorer des cartes de vœux ou d'anniversaire, les vitres des fenêtres…

Matériel :

- du bicarbonate
- de l'eau
- des colorants alimentaires
- des petits pots de crème dessert ou pour bébé, des pots de yaourt (moins pratiques !) – un par couleur
- pochoirs
- éponge.

Préparez une pâte souple avec de l'eau et du bicarbonate. Faites-en plusieurs petits tas que vous pourrez colorer séparément et placer dans les petits pots.

Découpez aussi des pochoirs dans des feuilles cartonnées. Posez ce cache sur le support choisi. Appliquez de la pâte colorée à l'aide d'une éponge.

Vous pouvez ainsi créer toute sortes de décors qui partiront ensuite d'un simple coup d'éponge.

Des lettres en bicarbonate

Matériel :

- pochoirs en forme de lettres et chiffres
- bicarbonate
- feuille de type Canson à décorer.

Il est amusant de créer des lettres, des chiffres et des noms en saupoudrant de bicarbonate des pochoirs en forme de lettres pour apprendre à lire aux petits et les laisser s'amuser à former des mots tout seuls. Un bon moyen aussi d'accueillir à la maison quelqu'un dont c'est l'anniversaire : créez un tableau sur une grande feuille de couleur et saupoudrez de bicarbonate les lettres de son nom et la mention Joyeux anniversaire !

Et les murs « décorés » par nos artistes en herbe ?

Vos enfants ont dessiné avec leurs craies et leurs cires colorées sur les murs de leur chambre ou du séjour ? Dans la plupart des cas, vous leur redonnerez leur apparence initiale en les « gommant » simplement avec une pâte de bicarbonate et d'eau. Cela marche aussi sur les « œuvres » réalisées au marker (hélas, pas tous).

Faites de même pour effacer les tableaux : vous ne les rayerez plus.

Trucs en **vrac**

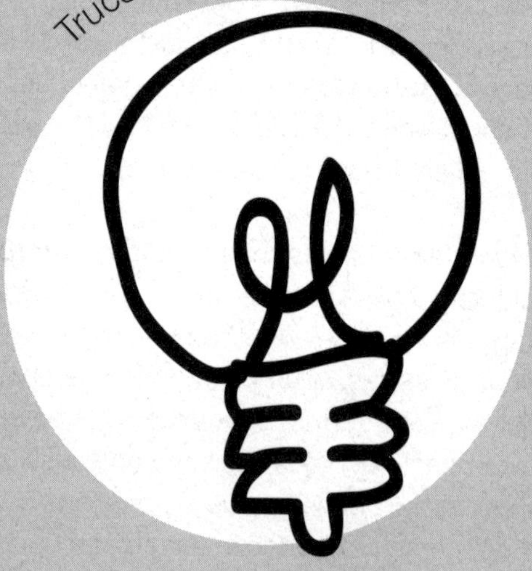

EN GUISE DE CONCLUSION

TRUCS EN VRAC

Pour terminer ce livre, voici quelques petits trucs utiles et inclassables ! Vous pensiez maintenant tout savoir ou presque sur ce bon vieux bicarbonate ? Vous allez encore avoir des surprises !

Dernier conseil : Amusez-vous avec cet ingrédient hors du commun et inventez, testez, essayez. Il est encore mille usages possibles dans tous les domaines abordés. Il vous suffit maintenant de toujours disposer d'une boîte de bicarbonate où que vous vous trouviez… et surtout de PENSER à en faire usage !

À vous d'écrire la suite de ces « trucs en vrac » !

Contacts électriques corrodés

Votre lampe de poche ne marche plus ? Vos appareils portables non plus bien que vous ayez remplacé les piles ? Même chose pour les jouets des enfants ? Rien de plus simple que de les nettoyer avec une pâte d'eau et de bicarbonate : ils vont à nouveau fonctionner à merveille.

De la neige maison

Pour imiter de la neige, rien de mieux que le bicarbonate, que ce soit au moment de Noël pour décorer la crèche ou dans le décor d'un circuit automobile ou d'un train électrique. Et pour le sapin de Noël, remplissez de bicarbonate un grand sucrier (vous savez, pour le sucre en poudre !) et « poudrez-en » les branches de votre arbre.

Nœuds trop serrés

Vous vous trouvez face à un véritable sac de nœuds que vous ne parvenez pas à défaire ? Saupoudrez de bicarbonate et cela vous sera plus facile.

Pièces de monnaie de collection

Vous collectionnez des pièces de monnaie ? Dès que vous quittez nos frontières pour d'autres pays de la zone euro, vous essayez de dénicher les euros qui manquent à votre collection ? Ce truc est pour vous : vous allez maintenant les nettoyer avec une simple pâte de bicarbonate et d'eau. Si la pièce est particulièrement sale ou corrodée, placez-la simplement dans un bol contenant deux cuillerées à soupe de bicarbonate, puis ajoutez du vinaigre jusqu'à ce que la solution se neutralise. Il vous suffit maintenant de la brosser avec une vieille brosse à dents.

Prenez garde à ne pas brosser les pièces de collection coûteuses qui risqueraient d'y perdre de la valeur !

Dans le même domaine : vous pourrez aussi rafraichir un billet de banque abîmé en le saupoudrant de bicarbonate avant de la placer entre deux feuilles de papier où vous le laisserez quelques jours.

Redonnez vie à vos perles

Frottez-les délicatement avec un chiffon doux et un peu de bicarbonate pour leur rendre leur éclat.

Cristal

Les objets en cristal naturel, rosaires, etc., vont retrouver leur brillance si vous les mettez à tremper dans de l'eau additionnée de bicarbonate pendant quelques minutes. Puis rincez-les à fond.

Certains conseillent de faire tremper les cristaux naturels dans de l'eau bicarbonatée pour les purifier et les programmer.

Un dîner aux chandelles

Ce truc va vous faire gagner un temps fou et vous encourager à profiter plus souvent du romantisme de la lueur des bougies. Quoi de plus ennuyeux en effet que de devoir gratter patiemment la cire de bougie au fond des chandeliers une fois celles-ci éteintes ? Pour vous éviter cette corvée, disposez au fond des bougeoirs de la pâte de bicarbonate et d'eau dans laquelle vous enfoncerez vos bougies. Elles vont ainsi pouvoir brûler jusqu'au bout et vous n'aurez plus à gratter au risque d'abîmer vos bougeoirs.

Les taches de vin sur la nappe ou la moquette

Ayez toujours du bicarbonate chez vous et ce petit accident courant sera vite oublié ! Absorbez au maximum le liquide en l'épongeant, puis saupoudrez dès que possible de bicarbonate : il va absorber ce qui reste d'humidité. Le sodium pour sa part va neutraliser la tache en grande partie.

Piano

Nettoyez les touches de piano, qu'elles soient en ivoire ou en plastique, avec un peu de pâte de bicarbonate et d'eau. Essuyez à l'aide d'un chiffon sec. Prenez garde à ne pas mettre de bicarbonate entre les touches !

Truc de peintre

Mélangez du bicarbonate à la peinture : cela modifie la texture de manière intéressante. Amusez-vous et testez !

Dans les oreillers

Si vous êtes en train de refaire des oreillers, pourquoi ne pas verser un peu de bicarbonate dans le bourrage pour une fraîcheur au long cours…

Trucs de couturière

Entretien des aiguilles

Vos aiguilles vieillissent et cela se sent autant que cela se voit ? Placez du bicarbonate dans un sachet au travers duquel vous ferez effectuer à vos aiguilles quelques allers et venues : elles en sortiront toutes propres !

Nettoyage d'un travail à l'aiguille ou canevas

Laissez tremper vos travaux d'aiguille défraîchis dans de l'eau froide additionnée de bicarbonate et de liquide vaisselle, puis rincez. Ils retrouveront un air de neuf !

Tracer un patron

Remplacez la craie à patron traditionnelle par du bicarbonate, si facile à éliminer !

EXTRAITS DE BIBLIOGRAPHIE

- Hughes George Resourceful ad Ingenious uses of Baking Soda, TipKing
- Lansky Vicki Baking Soda, Book Peddlers
- Daniel Kieffer « Les bons vieux remèdes de ma grand-mère »
- Brochure Solvay Le bicarbonate Solvay, Mille utilisations
- « Communiqué de presse St-Yorre-Medec : le renouveau d'intérêt médical pour le bicarbonate de sodium des eaux minérales naturelles »
- « Activité antiacide des eaux minérales », étude médicale du Dr Jacques Vatier, publiée dans les « Annales de gastro-entérologie », novembre 1998
- « Normal adult humans eating Western diets have chronic, low-grade metabolic acidosis… » Frassetto LA, Todd KM, Morris RC Jr, Sebastian A(1998) Am J Clin Nutr, 68 (3): 576-83
Estimation of net endogenous noncarbonic acid production in humans from diet potassium and protein contents
- « Previously we demonstrated that low grade chronic metabolic acidosis exists normally in humans eating ordinary diets ... and that the degree of acidosis increases with age. » Frassetto L, Morris RC Jr, Sebastian A. (1997) J Clin Endocrinol Metab, Jan;82(1):254-9
Potassium Bicarbonate Reduces Urinary Nitrogen Excretion in Postmenopausal Women
- « In normal subjects, a low level of metabolic acidosis and positive acid balance (the production of more acid than is excreted) are typically present... » Sebastian A, Harris ST, Ottaway JH, Todd KM, Morris RC Jr(1994) N Engl J Med, 330 (25): 1776-81
Improved Mineral Balance and Skeletal Metabolism in Postmenopausal Women Treated with Potassium Bicarbonate
- « The lysosome system [acidic denaturing interior] provides the only intracellular environment capable of performing this pathological pro-

cessing, and the recent observations reviewed here suggest that it lies at the heart of the pathogenesis of these diseases [Creutzfeldt-Jakob disease, Alzheimer's disease, neuronal ageing and neuronal cell injury]. » Mayer R J, Landon M, Laszlo L, Lennox G, Lowe J. (1992) The Lancet, Jul 18;340(8812):156-9

Protein processing in lysosomes: the new therapeutic target in neurodegenerative disease

- « Human metastatic breast cancer cells in culture contain large acidic vesicles… large acidic vesicles were associated with both phagocytosis and invasion… » Montcourrier P, Mangeat PH, Valembois C, Salazar G, Sahuquet A, Duperray C, Rochefort H. (1994) J Cell Sci 1994 Sep;107 (Pt 9):2381-91
- « Only a narrow pH range is compatible with life because even a small increase in [H+] [that is, cell acidity] has dramatic effects on normal cell function. » « The major source of H+ [acid] is... metabolically produced CO2 [carbon dioxide]. » Sherwood, L. (Third Edition). 1994. Human Physiology. From Cells to Systems. p. 530
- « The crux of H+ acid balance in the body is maintaining the normal alkalinity of the extracellular fluid (pH 7.4) despite the constant onslaught of acid. » Sherwood, L. (Third Edition). 1994. Human Physiology. From Cells to Systems. p. 531
- Russell RM, Golner BB, Krasinski SD, et al. Effect of antacid and H2 receptor antagonists on the intestinal absorption of folic acid. J Lab Clin Med 1988;112:458–63
- O'Neil-Cutting MA, Crosby WH. The effect of antacids on the absorption of simultaneously ingested iron. JAMA 1986;255:1468–70.

INDEX

A

B

C

D

E

F

G

H

I

J

N